AF402005

DES CRISES

DANS

LES MALADIES

PAR

A. CHAUFFARD

MÉDECIN DES HÔPITAUX

PARIS

ASSELIN ET HOUZEAU

LIBRAIRES DE LA FACULTÉ DE MÉDECINE

PLACE DE L'ÉCOLE-DE-MÉDECINE

1886

DES CRISES

DANS

LES MALADIES

PARIS

TYPOGRAPHIE GEORGES CHAMEROT

19, rue des Saints-Pères, 19

DES CRISES

DANS

LES MALADIES

PAR

A. CHAUFFARD

MÉDECIN DES HÔPITAUX

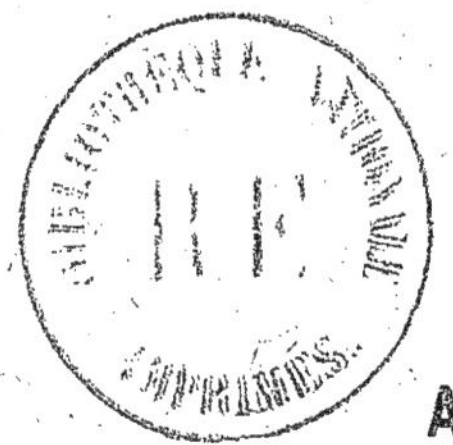

PARIS

ASSELIN ET HOUZEAU

LIBRAIRES DE LA FACULTÉ DE MÉDECINE

PLACE DE L'ÉCOLE-DE-MÉDECINE

1886

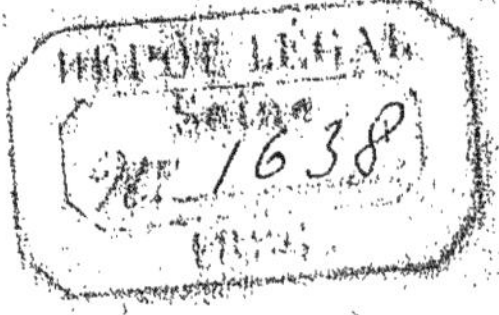

A LA MÉMOIRE

DE MON PÈRE

LE PROFESSEUR CHAUFFARD

INTRODUCTION

Il est en médecine un petit nombre de questions toujours agitées, toujours débattues, dont l'importance doctrinale et pratique est telle que chaque époque a dû les aborder et leur chercher une réponse; parmi elles, le problème des crises dans les maladies occupe une des premières places.

Et cependant, malgré les longues et passionnées controverses que nous aurons à rappeler, malgré les progrès chaque jour croissants de la science contemporaine, la solution n'est peut-être, aujourd'hui encore, ni définitive ni complète. Toute la doctrine traditionnelle des crises est à reprendre et doit être soumise à un travail de révision et de critique. L'entreprise est malaisée, sinon même prématurée; à coup sûr, elle pourrait ne pas être sans utilité.

Le plan de ce travail sera le suivant : Historique

doctrinal des crises dans les maladies. — Étude analytique des syndromes critiques et des jours critiques. — Étude comparée des maladies à crises. — Pathogénie et physiologie pathologique de la crise et des syndromes critiques. — Conclusions générales cliniques et thérapeutiques.

DES CRISES

DANS

LES MALADIES

CHAPITRE PREMIER

ÉVOLUTION HISTORIQUE DE LA DOCTRINE DES CRISES

> « Les arts et les sciences ne se
> jettent pas au moule, ains se forment
> et figurent peu à peu en les maniant
> et polissant à plusieurs fois, comme
> les ours façonnent leurs petits en les
> leschant à loisir. »
>
> (MONTAIGNE.)

De tous temps les médecins ont été frappés par certains phénomènes à la fois brusques et intenses à la suite desquels une maladie aiguë, en apparence très grave, s'évanouissait pour ainsi dire. Comment ne pas être étonné de voir une pneumonie se terminer subitement, à un jour à peu près fixe, avec des symptômes à peu près constants? Personne n'a jamais pu nier l'existence de ces faits, mais leur nature a donné lieu à de nombreuses controverses, et il est intéressant de suivre, à travers les siècles, les discussions qui ont surgi à ce propos. La doctrine des crises, en effet, a toujours reflété fidèlement l'image des opinions de chaque auteur en pathologie générale, et en philosophie médicale. Elle nous fait saisir les tendances générales des écoles adverses; elle nous montre que, de tout temps, les médecins et les penseurs se sont rangés en deux partis principaux. Les uns, à esprit synthétique, se sont attachés à grouper les faits et à les interpréter; les autres, voués à l'analyse, ont déclaré qu'il faut se borner à enregistrer des constatations dont nous ne sommes autorisés à chercher l'explication que dans des phénomènes tangibles.

On trouve ces divergences accentuées dans les premiers écrits médicaux qui soient parvenus jusqu'à nous, et Hippocrate, entraînant à sa suite l'École de Cos, se place en tête des partisans de la synthèse. Tous les auteurs qui, au début de notre siècle, ont fait l'historique des crises, affirment que les opinions d'Hippocrate sur ce point sont assez variables. Il ne semble pas qu'il en soit ainsi; et on peut arriver, au contraire, à construire un corps de doctrine à peu près fixe si l'on a soin, avec Littré et Daremberg, de ne prendre dans la collection hippocratique que les livres émanant directement de l'École de Cos, et de laisser de côté ceux qui ont été altérés par l'École de Cnide.

Sans doute, Hippocrate (1) n'est pas dédaigneux de tous les détails et il a insisté, dans l'étiologie des affections, sur les influences individuelles, sur les influences extérieures, cosmiques ou autres, mais à côté de cela il s'est demandé par quel moyen organique agissaient ces causes palpables, exactes ou erronées, comment elles produisaient la maladie.

____

(1) *Livre des airs, des eaux et des lieux.*

Suivant en cela le courant des doctrines qui l'avaient précédé, Hippocrate attribue les maladies à un vice des humeurs. La santé est due à la *crase des humeurs*, c'est-à-dire à leur mélange en proportions convenables. Que cette crase soit dérangée par une altération qualitative ou quantitative des liquides fondamentaux de l'économie et l'organisme entre en souffrance. Pendant l'état pathologique, ces humeurs, ténues et crues, voyagent dans tout le corps, puis subissent une transformation, une sorte d'épaississement, d'adoucissement, de *coction*, par analogie avec ce qui se passe lorsqu'on fait cuire certaines substances. Tout cela est dû à l'action des forces vitales, à l'intervention heureuse de la *nature médicatrice* qui a engagé la lutte contre le *principe morbifique*. Puis, après avoir fait cuire l'humeur peccante, cette même nature médicatrice tend à l'expulser.

Dans le combat, l'organisme sera, suivant les cas, vainqueur ou vaincu, et la *crise* est le jugement prononcé, dans quelque sens que ce soit. La crise sera ainsi bonne ou mauvaise, parfaite ou imparfaite. L'expulsion complète de l'agent nocif par les voies naturelles constitue la crise favorable. Mais aussi la nature pourra être impuissante à chasser complètement la cause du mal. Ou bien l'humeur viciée et cuite, au lieu de se diriger vers les émonctoires, est capable de se porter vers d'autres organes : de là la crise par *dépôt*, heureuse si l'organe atteint est de peu d'importance, néfaste s'il est indispensable à la vie.

La crise est donc la fin de l'évolution morbide. Souvent elle se fait à des époques déterminées ; il y a pour cela des jours de prédilection, appelés *jours critiques*, dont on peut se faire à l'avance une idée par l'examen attentif des phénomènes qui se passent à certains jours antérieurs, nommés *jours indicateurs*. Et Hippocrate, obéissant sans doute à la doctrine pythagoricienne des nombres, pose déjà la loi des septénaires et des demi-septénaires. Mais il le fait avec réserve, et enseigne qu'une crise peut avoir lieu la veille ou le lendemain du jour qui lui est règlementairement assigné.

Ainsi, le médecin doit s'attacher avant tout à surveiller le travail que, d'elle-même, la nature tend à opérer. Mais il ne doit pas y souscrire constamment et il a parfois à le diriger (*Humeurs*, I et IV). Le naturiste ne médite pas sur la mort, comme le lui a reproché plus tard Asclépiade : il médite sur les crises; étudiant avant tout les phénomènes communs aux maladies, leur marche, leur évolution naturelle, il tient compte alors de l'état général du sujet, et, fouillant le passé, observant le présent, scrutant l'avenir, la science médicale, pour lui, converge tout entière vers le pronostic.

Ces idées sont surtout développées dans le livre qu'Hippocrate a intitulé *le Pronostic*. C'est là, principalement, qu'on voit le chef de l'École de Cos s'occuper de l'*organisme* et de la *maladie* et conclure en disant : « Il ne faut demander le nom d'aucune maladie qui ne soit dans ce traité; car toutes celles qui se jugent dans les intervalles de temps indiqués se reconnaissent par les mêmes signes. »

Mais déjà la tendance inverse existe dans les livres cnidiens de la collection hippocratique. Les variétés morbides y sont multipliées, divisées et subdivisées : de là des descriptions souvent heureuses, mais où manque une idée générale directrice. Aussi la doctrine de la crise y perd-elle sa simplicité, son unité, et c'est ce qui a fait dire à beaucoup de commentateurs qu'Hippocrate avait varié souvent sur ce qu'il fallait entendre par crise.

Les conceptions particulières de l'École de Cnide (300 ans environ avant J.-C.) étaient certainement plus aisées à comprendre que les conceptions générales de l'École de Cos. Aussi les vit-on peu à peu dominer, un siècle environ plus tard, lorsque Alexandrie se mit à la tête des études médicales. Là enseignèrent Hérophile, élève de Praxagoras (de Cos), et Érasistrate, élève de Chrysippe, de Cnide. Le raisonnement fondé sur l'expérience (*dogmatisme*) fut encore en honneur au début, mais les disciples ne tardèrent pas à exagérer les doctrines des maîtres et Philinus, puis Sérapion, fondateur de l'*empirisme*, soutinrent qu'il ne sert à rien de raisonner en médecine.

C'est cette même tendance, notablement atténuée, qui se retrouve dans les écrivains méthodistes. Asclépiade de Bithynie (100 ans avant J.-C.), venu à Rome au temps de Pompée, est le premier dont les opinions soient parvenues jusqu'à nous, grâce à Aurelianus. Promoteur du solidisme, il s'élève contre la théorie hippocratique de la maladie, des crises et des jours critiques, *neque inquit esse in passionibus statos dies quos crisimos appellant. Etenim non certo aut legitimo tempore ægritudines solvuntur.* Thémison fut son élève et développa ses idées. C'est à lui qu'on doit la théorie qui attribue toutes les maladies au relâchement ou au resserrement des tissus. Mais il sentait, sans doute, l'insuffisance de ces interprétations purement solidistes puisque entre le

strictum et le *laxum* il admettait le *mixtum*. Celse est le
porte-parole de la secte méthodiste. Or il conteste réso-
lument l'influence des jours critiques; *Verum, in his quidem, antiquos tunc celebres admodum pythagorici numeri
fefellerunt.* (Lib. III, cap. IV, p. 148.) D'autre part, il
consacre son livre IV à l'étude des fièvres, de leurs espèces, de leur marche, de leur traitement : il n'y est fait
aucune mention des crises.

Le méthodisme, c'est-à-dire le solidisme, prenait ainsi
peu à peu une importance considérable et, vers la fin du
premier siècle de l'ère chrétienne et le commencement
du deuxième, il fut brillamment défendu par Soranus
(d'Éphèse) dont Cœlius Aurelianus ne semble être que le
traducteur. La conception hippocratique de la maladie,
avec la crudité, la coction de la crise, était ébranlée. Alors
apparut un homme qui reprit l'ancienne doctrine, la développa, la systématisa, la rendit comme sienne, et la fit
triompher pour quinze siècles, après l'avoir cependant
altérée.

Galien (1) a, en effet, modifié notablement la doctrine
des crises. Pour lui, la crise est « *sola subita ad sanitatem
conversio* »; pour exister, elle doit être précédée d'une
perturbation manifeste de l'économie et se faire « *per
manifestas quasdam excretiones aut effatu dignos abcessus* ».
Il admet toutefois encore des crises imparfaites, où un
changement subit n'aboutit pas à la guérison; des crises
mauvaises dont la mort est le résultat. Galien impose
donc à la crise d'être précédée de perturbation, de se faire
par évacuations abondantes, et surtout d'être brusque.

____

(1) *De crisibus*, lib. III, cap. II.

Aussi en sépare-t-il nettement la *lyse*, par laquelle la maladie se termine lentement sans évacuation sensible.

Cette conception, on le voit, est bien moins simple, bien moins synthétique que celle d'Hippocrate. Versant encore davantage dans l'étude du détail, Galien a, de plus, développé à outrance la doctrine des jours critiques.

Les jours critiques étaient ceux où devaient se montrer les crises. On les divisait: 1° en jours critiques décrétoires ou principaux; 2° en jours critiques indicateurs, et 3° en jours critiques intercalaires.

Les jours principaux étaient ceux où les crises avaient lieu le plus ordinairement: c'étaient le 7ᵉ, le 14ᵉ, le 20ᵉ ou le 21ᵉ. Toutes les maladies aiguës se terminant en quarante jours et souvent beaucoup plus tôt, on indiquait ainsi la marche ordinaire par septénaire. Les jours indicateurs séparaient la semaine en deux et annonçaient ce qui devait arriver dans le quaternaire suivant. Le quatrième jour, par exemple, était indice du septième.

« Ceux qui doivent être jugés au septième ont une hypostase blanche dans l'urine au quatrième, » dit Hippocrate dans ses *Aphorismes*. C'étaient encore le 11ᵉ, le 17ᵉ, le 24ᵉ jour.

Les *jours intercalaires* ou *provocateurs* étaient ceux où la crise se faisait irrégulièrement; on devait les redouter, ils annonçaient souvent une rechute : c'étaient le 3ᵉ, le 5ᵉ, le 6ᵉ, le 9ᵉ, le 13ᵉ, le 19ᵉ. Enfin les autres jours étaient nommés *vides* ou *non-décrétoires*; car il était rare qu'il se produisît une crise ces jours-là: c'étaient les 2ᵉ, 6ᵉ, 8ᵉ, 10ᵉ, 12ᵉ, 16ᵉ, 18ᵉ. On les appelait encore médicinaux parce que, étant de peu de conséquence pour la maladie, ils sont précieux pour le médecin qui peut ces jours-là placer son intervention thérapeutique. « Ils sont pour ainsi dire les jours de l'art qui n'a presque aucun droit sur tous les autres, puisqu'il ne lui est jamais permis de déranger la nature qui partage son travail entre les jours *critiques* et les *indicateurs*, pour se reposer les jours vides. » (Corvisart, in *Avenbrugger*.) Parmi ces derniers jours, le sixième pour Galien était particulièrement néfaste ; il l'oppose au septième jour qui est au contraire le plus favorable : « *Mihi quidem frequenter in mentem venit septimi diei naturam regi assimilare, sexti vero tyranno. Ille siquidem providet tanquam bonus aliquis princeps iis quos judicat, ut vel supplicii partem adimat, vel illustret victoriam.* »

Cette croyance à la puissance heureuse du nombre 7 était fortement enracinée chez les anciens ; on la trouve déjà signalée dans Solon et toujours les auteurs se sont évertués à en prouver l'excellence.

« Les Ægyptiens, Chaldéens, Grecs, et Arabes, dit Dulaurens, dans son *Traité des Crises* (1), ont laissé beaucoup de choses par escrit touchant l'excellence du septenaire que je tais icy à escient pour ne charger le papier de telles badineries, qui soubs ombre et prétexte des nombres ont la vogue parmy le monde. Car qu'importe au sage s'il y a sept pleyades, si les deux Ourses sont faictes chacune de sept estoilles, s'il y a sept merveilles au monde, s'il y a sept planètes, sept hyades, si la lune a sept faces, si les septentrions grands et petits sont sept, si les changements de la voix sont sept, s'il y a sept mouvemens naturels, si les choses qui se voyent sont sept, s'il y a

______

(1) Livre II, chap. IX.

sept aages, sept voielles en la langue grecque, sept sages, sept métaux, si le Nil a sept bouches, de là le poète,

> Coulant il se répand par sept bouches diverses
>
> (Virg. IV des *Géorg.*)

> Si Rome dedans son mur sept montagnes enferme.
>
> (Virg. liv. VI de l'*Énéide.*

si sept arts liberaux, sept causes des actions humaines, sept villes qui querellent pour l'extraction et naissance d'Homère, etc. »

Les contradicteurs d'Hippocrate avaient contesté les opinions modérées du maître de Cos sur les jours critiques. Galien avança des assertions plus exagérées encore ; c'est à lui surtout qu'on aurait dû reprocher de s'être laissé guider dans son système par les errements de Pythagore. Et cependant les doctrines galéniques furent admises par les Arabes, qui en accentuèrent encore le côté superstitieux : Galien avait signalé l'influence de la lune sur les crises : les Arabes la combinèrent à celle de tous les astres.

C'est le galénisme dénaturé par les Arabes et mélangé d'astrologie qui, appuyé sur le principe d'autorité, régna en Europe pendant tout le moyen âge, et plus encore, car, même au début du xviie siècle, David de Planis Campy dédiait à Reine mère du Roy « un bref discours des crises, où il est monstré comment l'on s'abuse au jugement d'icelles ne cognoissant le mouvement des astres ».

« Les praticiens de ce temps ne jugeoient des maladies qu'après avoir examiné avec attention la place qu'occupaient les astres soit dans les premiers moments de la maladie, soit dans les jours dans lesquels ils prescrivaient les remèdes : la superstition fut même si avant que le médecin n'eût pas cru être en état de guérir personne, s'il n'eût connu dans quelle position étaient les planètes au moment de la naissance du malade (1). »

Déjà au xve siècle, cependant, un médecin plus connu peut-être par son fameux poème sur la *Syphilis*, Fracastor, essaya de réagir contre les astrologues et contre ceux qu'il appelle *quasi fascinationibus astrologorum lustrati*. Il essaya de substituer aux théories en vogue une nouvelle doctrine et d'expliquer les crises par les mouvements des humeurs : la pituite, la bile, la mélancolie. Il était naturel, en effet, d'admettre que dans la plupart des maladies les humeurs sont altérées : ces humeurs peccantes, il faut, pour que la nature s'en débarrasse, qu'elles aient subi une coction nécessaire : or, la coction de la mélancolie ayant besoin de quatre jours pour se faire, il s'ensuit que la crise se fera de quatre en quatre jours.

La doctrine de Fracastor (1483-1553) fit peu d'adeptes ; toutefois les médecins qui suivirent, tout en admettant les jours critiques à la façon de Galien, donnèrent pour causes des crises et des jours critiques la diversité des humeurs à cuire ; et, dans leur éclectisme, ils y ajoutaient la différence des tempéraments et l'action de la lune.

Le grand mouvement littéraire de la Renaissance avait fait que les médecins mieux instruits des langues anciennes, surtout de la grecque, s'étaient reportés aux manuscrits mêmes, aux textes vrais d'Hippocrate et de Galien, et l'on avait abandonné les traductions des Arabes. Les doctrines hippocratico-galéniques reprirent toute leur pureté.

____

(1) A_{YMEN}, *Dissertation sur les crises...* préface, page xv.

La réaction ne se fit pas attendre et Paracelse (1493-1541) inaugurait son cours de médecine à Bâle en faisant brûler les œuvres de Galien et d'Avicenne.

Mais si Paracelse admettait encore quelque peu les crises, Van Helmont (1577-1644) les nia complètement : « *Boni ergo et fidelis medici est negligere crises.* » Il ne saurait admettre la comparaison qu'on a faite des crises avec un combat : « *Ita nec morbus repugnat naturæ dum maturatur, non magis, quam ovum, dum fovetur, cum fovente gallina pugnat.* » Ce qu'il faut, ce n'est pas attendre la crise en se croisant les bras, mais c'est juguler la maladie; il faut que le médecin soit instruit, « *ut morbum periculosum reddat insontem et longum abbreviet, id est, præcidat, ne in crisim proteletur* (1).

C'est à cette époque que Harvey (1628) survint, et au moment où Vésale, Césalpin, Fallope, Fabrice d'Acquapendente, reprenaient les études anatomiques précises, il posa le premier les bases de la physiologie expérimentale. Mais bientôt l'importance de l'expérimentation fut exagérée, et, comme au temps des empiristes d'Alexandrie, Chirac (1650-1732), avec sa polypharmacie turbulente, se borna à enregistrer, sans raisonnement, des phénomènes qu'il provoquait au hasard. Il eut la prétention de diriger les mouvements du corps vivant et son élève Fizes (1690-1765) nous dit : « *Naturam errantem dirigimus et collabentem sustinemus, non otiosi crisium spectatores.* »

Et comment encore ne pas rapprocher des méthodistes Hoffmann (1660-1742), avec ses idées sur le *spasme* et l'*atonie* des tissus? Sa doctrine est, il est vrai, sage et

(1) Caput *de Tempore*, n° 5.

raisonnée; contestant les jours critiques, il admettait les crises dont il donnait des explications solidistes, et ne croyait pas qu'il fallût suivre en thérapeutique l'expectation d'Hippocrate. Comment ne pas comparer aux théories d'Hoffman les maladies sthéniques et asthéniques de Brown (1735-1788)?

Reil (1759-1813) fut encore un adversaire des doctrines hippocratiques et nous trouvons, au point de vue spécial des crises, ses opinions résumées dans la thèse de Gruetzbach, élève de Hebenstreit (1801). La matière peccante n'existe pas; la maladie correspond à des lésions des solides. Les crises ne sont donc pas l'expulsion de cette matière et la cause de la cessation de la fièvre. Les évacuations critiques sont seulement le rétablissement normal des fonctions, entravées pendant l'état pathologique.

Tels sont les principaux médecins qui, de la Renaissance au XIXe siècle, firent opposition aux doctrines humorales et vitalistes d'Hippocrate, souvent, il est vrai, jugé d'après Galien. En analysant leurs œuvres, on voit comment leurs systèmes se relient à ceux des sectes anciennes, comment, d'autre part, ils nous conduisent pas à pas aux idées dont Broussais se fera le promoteur.

Mais d'autres, à côté d'eux, représentent à travers les siècles la grande doctrine de la nature médicatrice. Pour ceux-là, la maladie est une entité; elle évolue jusqu'à la crise, et la thérapeutique doit la régler, non la bouleverser.

Parmi eux se trouvent Dulaurens, le médecin de Henri IV, Lazare Rivière (1589-1655), et si l'on veut en arriver aux personnalités médicales plus saillantes du

xvıı^e siècle, on rencontre d'abord Sydenham (1624-1689)
parmi les défenseurs convaincus du naturisme hippocratique. N'est-ce pas encore le fondement de l'animisme de
Stahl (1660-1734) avec qui triomphe l'expectation, dans
l'attente de la crise? La force vitale dont Hippocrate ne
spécifie pas la nature, il l'appelle âme; c'est elle qui lutte
contre le principe morbifique et « c'est précisément à
l'aide des assauts fébriles ainsi que des effets légitimes et
proportionnés de l'attaque que les hommes sont intégra-
lement délivrés des fièvres par la puissance spontanée de
la nature ». Baglivi (1668-1706) combattit les exagérations des iatrochimistes, et, repoussant également l'humorisme des galénistes, il essaya de ramener la science
médicale à l'observation et à la doctrine hippocratique
pure. Si l'on ne constate pas les crises aussi facilement
qu'on pourrait le croire, c'est qu'on les dérange par la
multitude des remèdes; pour les reconnaître, il faut observer sur les paysans, qui n'ont pas recours aux médecins. Et Baglivi engage les jeunes médecins à étudier
les crises et les jours critiques.

Boerhaave (1668-1738), dont l'influence fut si considérable à une certaine époque, combattit pour la doctrine
des crises et entraîna à sa suite Van Swiéten (1700-1772).
Ce dernier nous dit, en parlant de Van Helmont : *«Jac-
tabat enim se posse nascentes morbos in ipsis suis incunabulis
quasi suffocare antequam adolescerent; et medici nomine
indignos esse qui hoc efficere non possent. Verum tot et
tanta promittere facillimum est, exsequi autem difficilli-
mum.* » C'est à peu près à la même époque que Solano
(1685-1738), en Espagne, se demandait si l'observation
attentive du pouls ne pouvait pas permettre de prévoir les

crises, d'établir ainsi, comme le voulait Hippocrate, un pronostic raisonné.

Quant aux jours critiques, ils commençaient à être envisagés avec moins de faveur. De Haen (1704-1776) s'était attaché, sans doute, à recueillir à ce sujet les faits épars rapportés par Hippocrate; Cullen (1712-1790) admettait la valeur des 3ᵉ, 5ᵉ, 7ᵉ, 9ᵉ, 11ᵉ, 14ᵉ, 17ᵉ et 20ᵉ jour. En 1751, l'Académie de Dijon proposait en prix d'examiner si les jours critiques étaient les mêmes en nos climats que dans ceux où Hippocrate les avait observés et s'il fallait y avoir égard dans la pratique : elle couronna le mémoire où Aymen soutenait l'affirmative.

En 1753, Bordeu fit sur les crises et les jours critiques un travail historique important. Il voulait, en effet, à l'instar de Solano, étudier les modifications par lesquelles le pouls était susceptible d'annoncer les crises. Aussi établit-il d'abord que, en dehors de toute théorie, l'observation confirmait l'existence des phénomènes critiques, mais anéantissait la doctrine des jours critiques.

C'est qu'à cette époque la méthode physiologique et expérimentale commençait à porter ses fruits. La part du merveilleux avait progressivement été réduite à rien ; celle de l'hypothèse diminuait lentement, mais sûrement, et nous arrivons ainsi à la fin du xviiiᵉ siècle et au commencement du xixᵉ. Nous allons voir s'y poursuivre encore la même querelle.

A partir de ce moment, personne ne tient plus guère un compte sérieux des jours indicateurs et des jours critiques, et c'est à titre de curiosité surtout qu'il faut citer un mémoire où, en 1848 encore, Bricheteau soutient leur importance. Personne non plus ne va nier les phénomènes critiques, mais les interprétations diffèrent.

D'abord aussi partisan que Pinel de l'essentialité des fièvres, après avoir soutenu une thèse où il le prouve (an XI), Broussais se fit, cinq ans après (1801), le champion le plus avancé des doctrines opposées et passa le reste de sa vie à démontrer que toujours l'irritation, la phlegmasie sont en jeu. Dès lors les crises sont pour lui des irritations produites à distance, par sympathie et agissant favorablement, comme agit un vésicatoire, un purgatif, une saignée. Cette opinion fut presque classique à un moment donné ; nous la trouvons développée par Bergeret (1822), Fourcault (1826), Pagès (1826), Boulenger (1831), Delannoy (1833). Coutanceau admet encore, en 1835, qu'il s'agit d'un déplacement de l'irritation morbide.

A cette époque, cependant, le système de Broussais commençait à s'écrouler. Dans son rapport sur le mémoire de Pagès, Bousquet combattait, devant l'Académie de médecine, la théorie qui y était défendue. Les crises ne sont pas des révulsions, car les maladies où elles se manifestent ne sont pas toutes des phlegmasies ; de plus le médecin devrait être à même de les produire à son gré et il ne l'est pas. La nature a, pour opérer les crises, des procédés qui nous sont encore inconnus ; elle a pour cela des temps marqués, des organes qu'elle préfère ; elles les produit suivant des lois qui sont encore à découvrir.

Les traités de pathologie générale de cette période montrent toutefois les tendances anti-hippocratistes, anti-humorales des représentants les plus autorisés de l'École de Paris. On ne peut nier les crises, dit Chomel ; elles sont seulement des changements remarquables, soit en bien, soit en mal, qui surviennent pendant le cours des maladies. Mais il se refuse à tenir compte des rapports qui existent entre ces changements et les phénomènes critiques. Ces derniers sont-ils cause, sont-ils effet? L'un ou l'autre, suivant les cas. Monneret, dans le Compendium et dans son Traité de pathologie générale, n'a guère plus de netteté. Il croit à la nature médicatrice, mais il conteste que « la vie soit sans cesse harcelée par un principe de destruction qu'elle doive expulser au dehors lorsqu'elle est victorieuse ». Et, tantôt cause, tantôt effet de la guérison, les crises sont soit « des actes morbides développés sympathiquement, soit le résultat de la suractivité de certains organes moins lésés que les autres. La révulsion a une part importante dans leur influence favorable.

Les mêmes incertitudes existent pour Hardy et Béhier (1846) ; à leur sens, « le doute seul paraît permis sur cette grande question ».

C'est alors surtout qu'il devint classique de ne considérer comme critiques que les phénomènes favorables, de différencier la crise de la lyse. Mais l'hippocratisme comptait encore des représentants autorisés. En 1805, Lerminier, élève de Corvisart, admet la coction et la crise et demande si « l'histoire de la matière peccante serait indigne du physiologiste et du médecin du xixe siècle ». Les maladies se terminent quelquefois par lysis ; mais la lysis n'est que la répétition de petites crises plus ou moins sensibles. Landré-Beauvais a toujours défendu les doctrines anciennes. Andral, dans une thèse de concours, les admet en grande partie (1824).

Mais, même parmi les partisans des crises, le désaccord des définitions fait sentir son influence fâcheuse. Pourquoi limiter les crises, avec Simon, élève de Récamier

(1831), aux modifications favorables des sécrétions? La même hésitation règne à Strasbourg où, en 1804, Compagny soutient la doctrine hippocratique dans son sens le plus compréhensif tandis que quelques années plus tard Mouginez (1822) réserve le nom de crises aux évacuations salutaires.

A Montpellier, l'hippocratisme était toujours resté debout et se présentait avec sa simplicité première. La maladie y avait toujours été considérée comme une entité, comme un principe vicié contre lequel luttent les forces de l'organisme associées dans un commun effort. Les thèses se sont multipliées sur ce point, mais nous n'y ferons ici qu'une simple allusion. Point n'est besoin de les analyser, car toutes relèvent d'une doctrine uniforme, et cette doctrine, nous la trouvons exposée par le professeur Chauffard, dans des pages éloquentes que nous saluons ici avec un respect filial : « La crise est la fin de l'évolution morbide » ; elle n'est donc ni cause ni effet de la terminaison de la maladie ; elle est simplement « l'expression du consentement de l'organisme à la solution, la mise à exécution du jugement prononcé ». Aussi, peu importe la brusquerie ou la lenteur des phénomènes ; leur action favorable ou défavorable ; leur intensité insolite ou leur légèreté vulgaire. « Tel phénomène en apparence insignifiant et sans valeur peut être critique ; tel autre important, tel symptôme singulier et grave, peut ne l'être en aucune façon et survenir uniquement comme complication. »

Or aujourd'hui, avec ce que nous savons grâce aux progrès de la chimie biologique, avec ce que nous a enseigné la bactériologie, ne sommes-nous pas conduits à une conception analogue à celle qu'avait eue Hippocrate?

C.   2

Ne connaissons-nous pas exactement, pour beaucoup de maladies, cette matière peccante qui a si souvent suscité les railleries ? Ne surprenons-nous pas, bien des fois, son expulsion sur le fait ? Aussi tous les médecins font-ils maintenant ce que Rochoux réclamait dès 1829 ; ils associent franchement l'humorisme au solidisme et, dogmatiques comme l'École de Cos, ils édifient la science à l'aide du raisonnement guidé pas à pas par les faits.

Ainsi, la doctrine des crises était plus propre que toute autre à nous faire comprendre comment, pendant la première moitié de ce siècle, les médecins les plus éclairés ont péché par excès d'analyse, en séparant des faits en apparence dissemblables, quoique unis par un lien longtemps hypothétique, mais dont la réalité est aujourd'hui démontrée.

CHAPITRE II

LES DÉFINITIONS DE LA CRISE
LES SYNDROMES CRITIQUES. — LES JOURS CRITIQUES

Les divergences d'interprétation et de doctrine qu'a de
tout temps soulevées la question des crises dans les maladies, se reflètent fidèlement dans la série des définitions
proposées, et, à ne prendre même que les définitions con-
temporaines, on les trouve partagées entre ces deux tendances de l'esprit médical dont nous avons suivi déjà la
lutte séculaire.

D'un côté domine dans la définition de la crise la notion
de la finalité, de l'effort de l'organisme vers la guérison,
c'est-à-dire la notion hippocratique par excellence ; le côté
extérieur et purement symptomatique est presque laissé
dans l'ombre, et la définition gagne en grandeur ce qu'elle
perd peut-être comme précision.

« La crise, nous dit un des représentants (1) les plus
autorisés de l'école de Montpellier, est une manifestation

(1) JAUMES, *Tr. de Path. gén.*, p. 501-503.

particulière de la faculté médicatrice, manifestation qui a pour but de dissiper une viciation du dynamisme.... elle est donc toujours le produit d'une synergie médicatrice. »

« La crise, écrit le professeur Chauffard (1), est tout mouvement qui juge, qui termine la maladie... Nous appellerons donc crises les synergies dernières par lesquelles se juge et se termine une maladie, et phénomènes critiques ceux par lesquels se traduisent ces synergies finales. »

De même, pour M. Hamelin (2), la crise « est le changement décisif que subit une maladie (générale ou à réaction généralisée) arrivée à son summum, et à partir duquel s'opère définitivement le mouvement de retour de l'organisme à l'état hygide ».

Dans l'autre camp, la différence du point de vue est telle qu'à peine semble-t-il que l'on parle du même sujet ; la définition devient étroite, technique, purement extérieure ; elle affecte une précision scientifique qui est peut-être plus dans la forme que dans le fond. Et alors chaque observateur définit la crise par le phénomène symptomatique qu'il a étudié.

Selon Hirtz (3), « la crise est une défervescence rapide. » Elle est, pour X. Gouraud (4), « l'ensemble des actes qui jugent rapidement la fièvre dans les maladies aiguës. »

Pour d'autres médecins, ce n'est plus le thermomètre qui définit la crise, mais l'analyse chimique. C'est dans

---

(1) E. CHAUFFARD, *Princ. de Path. gén.*, 1862, p. 489-490.
(2) HAMELIN, art. *Crise*, p. 250 in *Dict. Encycl. des Sc. Méd.*
(3) HIRTZ, art. *Crise*, p. 247 in *Nouv. Dict. Prat. de Méd. et de Chir.*
(4) X. GOURAUD, *Des Crises*, Th. agrég., 1872, p. 16.

cet esprit que sont faits les travaux de Charvot (1), de Meunier (2), et de la plupart des auteurs récents. Citons seulement deux de ces définitions ; l'une qui semble une boutade paradoxale : « La crise est l'intersection de la courbe de l'urée et de la courbe des chlorures (3) » ; l'autre bien plus générale et bien plus vraie : « La crise est l'exagération rémittente des fonctions émonctoires, ayant pour effet de débarrasser l'organisme de l'excédent des déchets qui s'y accumulent pendant la maladie... La crise est l'élimination successive des déchets (4). »

Toutes ces définitions, si disparates à première vue, renferment une part variable de vérité ; presque toutes pèchent plus ou moins par le même défaut, elles sont trop exclusives, trop unilatérales pour ainsi dire. Elles ne séparent pas avec assez de netteté la crise, phénomène intime et vital, des syndromes critiques, qui n'en sont que la manifestation extérieure et contingente.

C'est là une distinction capitale, sur laquelle nous aurons bien des fois à revenir. En attendant, s'il nous était permis à notre tour de proposer une définition, nous dirions que la crise est *un acte intime et subit qui termine l'évolution morbide, et provoque en même temps tout un ensemble de mutations nutritives et fonctionnelles.*

Chercher quelle est la nature de cet acte intime, quelles sont ces mutations nutritives et fonctionnelles, comment et pourquoi elles se produisent, doit être le but principal de ce travail.

(1) CHARVOT, Th. Paris, 1871.
(2) MEUNIER, Th. Paris, 1877, p. 62.
(3) LORAIN, in Th. X. Gouraud, p. 52.
(4) CHALVET, *Mém. Soc. Biol.*, 1867.

II

La crise ainsi définie nous apparaît donc avec ses caractères traditionnels de soudaineté, et d'action favorable sur l'évolution morbide, que la guérison soit définitive, ou seulement provisoire comme dans quelques cas particuliers.

Elle est annoncée assez souvent par une phase spéciale, la *procrise*, qui par ses allures insidieuses ou bruyantes présente un intérêt tout particulier, et peut jeter le médecin dans de cruelles incertitudes ; mieux que toute autre période de la maladie, cette phase procritique justifie le vieil aphorisme de la prudence hippocratique : *non nimis tutæ in acutis prædictiones.* Sans entrer ici dans l'étude détaillée de la procrise, disons seulement par avance qu'elle peut être signalée soit par une fausse défervescence avec amélioration passagère, soit plus souvent par un redoublement des phénomènes généraux et locaux, qui constitue ce que l'on a appelé la *perturbation critique.*

Puis soudain la crise s'effectue, et presque aussitôt elle nous est annoncée cliniquement par des complexus symptomatiques, ou *syndromes critiques ;* ces syndromes sont variables dans leur importance relative et leur mode d'apparition, suivant la maladie qu'ils jugent, et suivant le sujet qui supporte la maladie. On ne peut donc en donner ici qu'une description générale assez sommaire, en marquer la place et les caractères principaux : les détails

relèvent de l'étude individuelle des principales maladies
à crises.

1° Le syndrome critique le plus frappant est constitué
par la chute de la fièvre, c'est-à-dire à la fois par la défervescence brusque, et par le retour du pouls à son taux
physiologique.

En un temps qui peut varier de quelques heures à 2 et
même 3 jours, en 24 heures en moyenne, le thermomètre
retombe au chiffre normal ou même au-dessous, soit par
une ligne ininterrompue et presque à pic, soit avec une
ou deux exacerbations vespérales intercurrentes. Entre
les terminaisons typiques par lysis et par crise, existe en
effet toute une série de formes intermédiaires.

La défervescence critique doit, pour mériter ce nom,
atteindre environ 2 degrés, mais c'est presque là un minimum, et nous trouverons, dans certaines maladies, des
chutes de température de 6 à 7 degrés.

Les recherches classiques de Traube, de Wunderlich,
de Thomas (de Leipzick), nous ont appris que c'est du
soir au matin que se produisait le plus souvent la crise,
et que les premiers indices de défervescence se produisaient d'ordinaire à la fin de la soirée, de neuf heures à
minuit.

Ces caractères principaux de la crise thermique, que
nous ne faisons que rappeler, sont si frappants qu'ils ont
conduit certains observateurs à leur attribuer une valeur
exclusive, et que Traube (1), dans un mémoire célèbre
que nous devrons souvent citer, a pu dire : « Il n'y a pas de
crise dans la maladie, la crise n'est que dans la fièvre. »

---

(1) TRAUBE, *Deutsche Klinik*, Berlin, 1851-1852.

C'est là une erreur complète, mais la valeur clinique de la défervescence brusque n'en est pas moins de premier ordre.

Cette importance prépondérante accordée dans les trente dernières années au thermomètre pour suivre la marche et la terminaison des maladies aiguës, a peut-être trop fait oublier l'étude des pouls dans ses rapports avec les crises. Sans revenir aux exagérations fantaisistes de Bordeu, qui divise et subdivise à l'infini les variétés du pouls « appelé dilaté, développé, ramolli, étendu, critique, parce qu'il précède les évacuations critiques, surtout lorsqu'il se montre avec des inégalités (1) », on peut reconnaître au pouls critique quelques caractères assez constants. Non seulement il se ralentit et revient au chiffre normal, mais encore il se forme, pendant le temps qui s'écoule entre deux pulsations, plusieurs ondes de retour dans la colonne sanguine, et sous la double influence de la faible pression artérielle et de la lenteur des battements cardiaques, le pouls présente un polycrotisme large et très accentué. Enfin, dernier caractère non moins important, les pulsations sont inégales entre elles, et les tracés sphygmographiques mettent en évidence ces irrégularités, trop faibles souvent pour être perçues par le doigt. Ces caractères du pouls, dit Lorain (2), « nous permettent de dire quand commence la convalescence, et cela avec certitude ; que le malade ait une température au-dessous de la moyenne, un pouls lent et irrégulier, cela nous suffit : il est convalescent. » Rapprochons en pas-

(1) Bordeu, édit. Richerand, t. I, p. 266.
(2) P. Lorain, *Ét. de Méd. clin. : le Pouls*. Paris, 1870. Hamelin, *loc. cit.*, p. 280 et suiv.

sant cette lenteur du pouls, qui peut tomber à 45 à 50, de l'hypothermie critique; de part et d'autre, le retour à l'équilibre normal semble ne se faire que par une série d'oscillations en sens contraire.

2° Les fonctions cutanées se modifient brusquement au moment de la crise. La peau, qui était restée pendant l'évolution fébrile sèche et brûlante, devient à la fois fraîche, souple et moite, souvent baignée de sueurs. Ce sont les *sueurs critiques*, si bien observées par les anciens; elles sont constituées par une diaphorèse chaude et congestive, bien différente des sueurs froides et visqueuses, toujours de mauvais augure, et prélude souvent du collapsus ou de l'agonie (1). Le liquide sécrété est clair et acide, d'après Andral; d'après M. Tourton (2), l'acidité, à peu près normale au début, diminue vers la fin de la diaphorèse, au moins pour les sueurs critiques de l'accès paludéen.

Le point important serait de connaître la composition chimique de ces sueurs critiques. Or nous n'avons à ce sujet que des notions très vagues (3); nous savons seulement que la sécrétion sudorale peut éliminer de l'urée, des traces d'acide urique, des principes excrémentitiels sous forme d'oxalates, phosphates et lactates de chaux (4), de l'acide sudorique, de faibles quantités d'albumine, des composés ammoniacaux. Mais les analyses précises font défaut.

A côté de la diaphorèse critique, il faut placer les érup-

(1) I. Straus, *Nouv. Dict de Méd. et de Chir. prat.*, t. XXXIV, p. 140.
(2) Tourton, Th. de Lyon, 1879.
(3) Bouveret, *Des sueurs morbides*, Th. agrég., 1880, p. 78.
(4) Binet, *Étude sur la sueur et la salive dans leurs rapports avec l'élimination*, Th. Paris, 1884.

tions diverses auxquelles on a voulu attribuer la même valeur.

Ces éruptions, nous les trouverons dans les maladies les plus dissemblables, et nous verrons que bien souvent leur caractère critique est très contestable, et qu'elles semblent plutôt symptôme accessoire, détermination cutanée de la maladie. Disons seulement ici que leurs caractères principaux sont d'être superficielles et congestives, et en même temps très polymorphes. Entre l'urticaire et l'herpès nous trouverons toutes les variétés de l'érythème multiforme, de la miliaire, etc. Les éruptions suppuratives, telles que l'ecthyma et la furonculose, relèvent d'une tout autre pathogénie.

3° Il est difficile de donner une idée générale des flux alvins et bilieux que l'on a souvent considérés comme critiques. Suivant la nature de la maladie qui se juge, suivant qu'elle intéresse ou non la muqueuse gastro-intestinale, les caractères physico-chimiques des évacuations seront différents. Dire que les matières doivent être homogènes, liées, molles plutôt que diarrhéiques, modérément fétides, ou au contraire muco-séreuses, ou chargées de bile, ne nous apprend pas grand'chose. Ces diarrhées soi-disant critiques ont souvent une tout autre signification; elles fatiguent et dépriment le malade, pour peu qu'elles soient abondantes, bien plus qu'elles ne le soulagent.

Quant à leur rôle comme émonctoire, il est réel, mais assez limité. Les recherches de M. Bouchard (1) nous ont appris combien les divers émonctoires de l'économie

____

(1) BOUCHARD, *Sem. Médic.*, 1885, p. 395.

étaient peu aptes à se suppléer, et à quel point leur valeur était inégale. Prenons l'élimination de l'urée, par exemple, et cherchons son taux dans les diverses sécrétions : nous trouvons que la voie rénale élimine 100 fois plus d'urée que la sueur; que la sécrétion intestinale n'a pas d'action élective sur l'urée, et ne l'enlève au sang que dans la proportion où celle-ci se trouve dans le plasma sanguin; une même quantité d'eau éliminée comme urine aurait entraîné 50 fois plus d'urée que par la diacrise intestinale. Il n'y a donc pas de suppléance fonctionnelle parfaite entre ces différentes voies d'élimination, et l'émonctoire de beaucoup le plus actif reste la sécrétion urinaire.

4° Les modifications de cette sécrétion constituent le syndrome urologique de la crise; leur importance est capitale.

Pendant la période fébrile des maladies aiguës, les urines sont rares, hautes en couleur; au moment de la crise, elles se modifient à la fois dans leur quantité et dans leur composition chimique.

La quantité augmente assez pour former une polyurie (1) des plus nettes, d'autant plus prononcée que la période fébrile a été plus longue. Si elle oscille ordinairement entre 2 litres et demi et 3 litres et demi, elle peut atteindre quelquefois jusqu'à 5 et 6 litres en 24 heures.

Si le cycle fébrile a été court, après la pneumonie par exemple, la polyurie ne dure que quelques jours; elle peut persister jusqu'à 2 et 3 semaines après les dothiénentéries graves et prolongées.

Pendant la période fébrile l'urine n'éliminait qu'une

____

(1) P. BINET, *Étude sur la polyurie de la convalescence des maladies aiguës.* (Rev. Méd. de la S. Rom., 15 juin 1885.)

faible partie des boissons ingérées ; l'inverse a lieu au moment de la défervescence, et la quantité d'urine émise devient presque égale aux boissons absorbées, parfois même un peu supérieure (1). Cette polyurie critique est du reste indépendante de l'alimentation puisqu'elle la précède fréquemment.

Malgré cette quantité considérable d'eau éliminée par les reins, la densité de l'urine, loin de s'abaisser, s'élève parallèlement à la quantité, et atteint 1025, 1030 et même plus, montrant ainsi qu'il s'agit non d'une polyurie aqueuse, d'une hydrurie, mais bien d'une polyurie éliminatrice.

Par le repos, ces urines laissent déposer d'abondants sédiments uratiques dont la teinte varie du rouge au rose, brun, jaune ou blanc sale. Les dépôts phosphatiques ne se produisent que quand la fermentation ammoniacale a commencé.

L'acidité des urines critiques est faible ; parfois même la réaction est amphotère ou légèrement alcaline.

Les modifications dans leur composition chimique sont très complexes, très variables ; indiquons-en les principaux traits.

Tout d'abord, et surtout après les fièvres graves, augmentation notable des matières extractives, retenues dans le sang jusqu'au moment de la défervescence (2) ; Charvot cependant était arrivé à un résultat opposé. En tout cas, elles paraissent varier en raison inverse de l'urée.

Les résultats obtenus pour cette dernière substance sont très variables suivant les cas. Tantôt le maximum d'urée éliminé correspond à l'acmé fébrile, tantôt il coïn-

---

(1) Glax, *Deuts. Arch. f. Klin. med.*, 1883, p. 200.
(2) Hœpfner, Th. de Paris, 1872.

cide avec la défervescence. On ne peut poser à cet égard de règle absolue, et la cause de ces divergences réside probablement dans le degré de perméabilité du rein; suivant que cet organe fonctionne plus ou moins régulièrement, l'urée s'accumule dans le sang, puis est expulsée en masse au moment de la crise, ou bien elle s'élimine au fur et à mesure de sa production.

D'autre part, suivant que la maladie est plus ou moins grave, suivant les déviations qu'elle imprime aux échanges nutritifs, les déchets provenant de l'usure fébrile des tissus varient dans leurs proportions relatives d'urée, d'acide urique, de matières extractives.

L'acide urique est généralement abondant dans les urines rares de la période fébrile; il diminue et peut même presque disparaître dans les urines de la polyurie critique (Binet).

Les chlorures diminuent dans toutes les maladies aiguës fébriles, presque au point de disparaître tout à fait; ils reparaissent au moment de la défervescence, et deviennent même surabondants. Ce n'est point là, comme on l'a cru d'abord, un phénomène spécial à la pneumonie.

Diminution notable également des sulfates, des phosphates; ceux-ci augmentent peu à peu, à mesure que les malades recommencent à se nourrir, souvent pendant la convalescence ils s'élèvent au-dessus de la normale.

Les variations de la chaux sont parallèles et proportionnelles aux variations des phosphates : diminution pendant la fièvre, chiffre supérieur à la normale pendant la convalescence (1).

(1) Zuelzer, *Char. Annalen*, Berlin, 1876.

Quant aux bases alcalines, pendant la période fébrile la potasse et surtout la soude diminuent dans les urines. Dès la crise effectuée, l'inverse se produit, et la soude est éliminée en plus forte proportion (1); l'équilibre normal ne se rétablit qu'ultérieurement.

Pour le moment nous devons nous en tenir, au point de vue chimique, à ces notions très sommaires ; mais il est d'autres modifications de l'urine, encore bien peu connues, dont nous devons au moins marquer la place ; il s'agit de la toxicité des urines au moment de la crise.

C'est là un chapitre à peine ouvert, et il appelle des recherches qui seraient du plus vif intérêt.

L'urine normale est toxique, et les expériences de M. Bouchard, de M. Lépine, nous en ont fourni la preuve. Mais la toxicité urinaire augmente notablement au cours des diverses maladies aiguës.

MM. Lépine et Guérin (2) ont extrait des urines pneumoniques des alcaloïdes qui, chez la grenouille, déterminent l'arrêt du cœur en systole. Les urines des typhiques semblent, au contraire, ralentir le cœur et le mettre en diastole. Chez un typhique, l'urine, le lendemain de la défervescence, ne renfermait que peu d'alcaloïde, et cet alcaloïde ne paraissait pas toxique, tandis qu'il en était tout autrement deux jours avant. Mêmes résultats étaient obtenus pour la toxicité de l'extrait de l'urine débarrassé de la potasse.

Les observations méthodiques et complètes, basées à la fois sur l'analyse chimique et sur l'évaluation quotidienne de la toxicité urinaire, font encore presque totalement

(1) Salkowsky, *Virch. Arch.*, t. XXXVIII, p. 39.
(2) Lépine et Guérin, *Rev. de Méd.*, octobre 1884.

défaut. Aussi sommes-nous très reconnaissant à M. le professeur Bouchard d'avoir bien voulu nous communiquer une très belle et très démonstrative observation, étudiée par lui dans son service et dans son laboratoire (1).

Il s'agit d'un malade, pesant 54 kil. 700, et atteint de pneumonie lobaire aiguë du côté droit. Les recherches ont commencé le 6° jour, veille de la crise, et ont été poursuivies jusqu'au 5° jour après la crise. En voici les résultats :

25 *janvier* 1886, jour qui précède la crise. Temp. mat. 39°9. Temp. soir 41°. Quantité des urines 1410 cmc. D. 1026. Urée 47 gr. Chlore 0gr,737. Toxicité : un lapin de 1610 gr. meurt au 26° centimètre cube d'urine injecté dans la veine de l'oreille; c'est-à-dire que 1 kilog. d'homme tue 1613 gr. de lapin en 24 heures; l'homme sécrète de quoi s'empoisonner en 14 heures 53 minutes.

La crise s'effectue dans la nuit du 25 au 26.

26 *janvier*, jour qui suit immédiatement la crise. Temp. mat. 38°3. Temp. soir 39°6. Quantité des urines 1300 cmc. D. 1031. Urée 28gr,314. Chlore 1gr,123. Toxicité : un lapin de 1760 gr. meurt au 24° centimètre cube d'urine injectée; c'est-à-dire que 1 kilog. d'homme tue 1827 gr. de lapin en 24 heures; l'homme sécrète de quoi s'empoisonner en 13 heures 8 minutes.

27 *janvier*, 2° jour après la crise. Temp. mat. 37°8. Temp. soir 38°. Quantité des urines 720cmc. D. 1028. Urée 19gr,368. Chlore 10gr,118. Toxicité : un lapin de 1770 gr. meurt au 33° centimètre cube; donc 1 kilog. d'homme tue 772 gr. de lapin en 24 heures; l'homme sécrète de quoi s'empoisonner en 31 heures 5 minutes.

28 *janvier*, 3° jour après la crise. Temp. mat. 38°2. Temp. soir 38°6. Quantité des urines 1040 cmc. D. 1026. Urée 24 gr,18. Chlore 7gr,86. Toxicité : 1 kilog. d'homme tue 1022 gr. de lapin en 24 heures; l'homme sécrète de quoi s'empoisonner en 23 heures 28 minutes.

29 *janvier*, 4° jour après la crise. Temp. matin 37°6. Temp. soir 37°5.

(1) Nous prions M. le Dr Charrin et M. Roger, interne des hôpitaux, de vouloir bien agréer tous nos remerciements pour la complaisance et l'habileté qu'ils ont apportées dans ces recherches faites à notre intention.

Quantité des urines 950cmc. D. 1024. Urée 14gr,6. Chlore 8gr,9. Toxicité : 1 kilogr. d'homme tue 808 gr. de lapin en 24 heures ; l'homme sécrète de quoi s'empoisonner en 32 heures 12 minutes.

30 *janvier*. Temp. mat. 37°. Temp. soir 38°. Quantité des urines 1360cmc. D. 1022. Urée 24gr,38. Chlore 8gr,56. Toxicité : 1 kilogr. d'homme tue 283 gr. de lapin en 24 heures ; l'homme sécrète de quoi s'empoisonner en 3 jours 12 heures 17 minutes.

Dans toutes les expériences précédentes, les lapins sont morts avec des convulsions cloniques très intenses, et un myosis plus ou moins prononcé, allant parfois jusqu'au rétrécissement punctiforme des pupilles.

Si l'on tient compte de ce fait que la toxicité des urines normales est telle que, d'après M. Bouchard, l'homme sécrète de quoi s'empoisonner en 2 jours et 4 heures, on voit quelle a été dans le cas précédent la marche de la toxicité urinaire : toxicité considérable avant la crise, énorme au moment même de la crise, progressivement décroissante les jours suivants, tombant le cinquième jour bien au-dessous du taux normal.

On comprend toute l'importance d'un résultat de ce genre, quelle que soit la nature de l'agent toxique, alcaloïde, ou matière colorante et potasse. Ce serait là, si d'autres faits du même genre venaient confirmer celui-ci, un des points les plus curieux de la physiologie patholo-gique des processus infectieux fébriles.

5° Les syndromes critiques que nous venons d'étudier sont, sinon constants dans leur apparition, au moins très fréquents. Il n'en est pas de même des hémorrhagies dites critiques ; elles sont bien moins communes.

Ces hémorrhagies sont caractérisées à la fois par leur siège et par leur origine fluxionnaire. Elles se font à la surface des muqueuses, et, par ordre de fréquence, sur la muqueuse pituitaire, intestinale et rectale, utérine, plus rarement bronchique.

Leur abondance est très variable, et peut aller de quelques gouttes de sang comme dans certaines épistaxis pneumoniques, jusqu'à de larges saignées comme dans les entérorrhagies congestives de la dothiénentérie.

Souvent l'hémorrhagie est précédée d'une fluxion active, d'un véritable molimen, dont la céphalalgie gravative, la congestion hémorrhoïdaire, les douleurs lombo-abdominales nous offrent, pour les muqueuses pituitaire, rectale et utérine, des exemples très nets.

Ainsi, à la base de l'hémorrhagie critique, nous trouvons un processus actif, une détermination fluxionnaire sur une circulation locale. L'hémorrhagie une fois effectuée, tous les symptômes congestifs s'amendent, le malade éprouve un soulagement notable, le processus morbide semble directement enrayé.

Nous pouvons nous expliquer assez bien l'effet heureux de ces pertes sanguines survenant au déclin d'un processus fébrile aigu, si nous nous rappelons qu'à ce moment le sang est chargé de produits d'oxydation, de déchets imparfaitement éliminés. L'hémorrhagie joue, en pareil cas, le rôle d'un émonctoire supplémentaire, et très actif, puisque nous savons qu'une saignée de 32 grammes enlève autant de matières extractives que 280 grammes de liquide diarrhéique et que 100 litres de sueur (1).

Il faut bien distinguer de ces hémorrhagies critiques, qui dans les maladies aiguës sont toujours terminales,

____

(1) BOUCHARD, *loc. cit.*

C.

3

les hémorrhagies initiales qui elles aussi sont bien d'origine fluxionnaire, mais constituent plutôt un symptôme de la maladie qu'une crise : telles les épistaxis du début de la dothiénentérie, les épistaxis utérines signalées par Gubler dans la variole, la fièvre typhoïde, etc.

Les syndromes critiques tels que nous venons de les étudier présentent chez l'adulte leur plus haut degré de fréquence et de netteté, mais ils n'en sont pas l'apanage exclusif. A tout âge de la vie on peut les observer. Chez l'enfant, les défervescences critiques s'observent fréquemment, et l'on peut dire avec M. Roger (1) « que les lois qui régissent la caloricité à l'état morbide sont, comme celles qui président à la chaleur animale dans l'état physiologique, presque identiquement les mêmes aux différentes époques de la vie ».

En revanche, les crises urinaire, sudorale, hémorrhagiques, sont relativement plus rares chez l'enfant (2), et nous pouvons en trouver l'explication dans le jeu plus parfait des organes, et notamment de l'émonctoire rénal; la faible rétention des déchets fébriles ne provoque pas les grandes éliminations critiques qui sont si fréquentes chez l'adulte.

Le vieillard peut, lui aussi, faire sa crise, si son organisme est resté assez fort pour résister à l'assaut morbide. Les tracés publiés par M. Charcot (3) montrent de beaux exemples de défervescence critique venant terminer des pneumonies séniles.

La crise est cependant toujours plus périlleuse chez le

---

(1) Roger, *Recherches clin. sur les mal. de l'enfance*, 1872, t. I, p. 438.
(2) Damaschino, Th. Paris, 1867.
(3) Charcot, *Leç. clin. sur les mal. des vieillards*, 1867, p. 31.

vieillard; elle peut provoquer un état de collapsus grave,
comporte souvent des indications thérapeutiques urgentes,
et nous verrons quels bons résultats donne en pareil cas la
médication alcoolique.

La formule morbide de la crise n'est donc pas constante
et uniforme; les conditions individuelles du malade, les
conditions évolutives de la maladie la dirigent et la com-
mandent. C'est là une vérité que la suite de cette étude
nous montrera de plus en plus évidente.

III

A côté de ces crises fluxionnaires ou sécrétoires, il en
est une autre plus cachée, mais qui nous donne les indications les plus précieuses sur les modifications profondes
et intimes qui se passent, au moment de la défervescence,
dans l'économie; je veux parler de la *crise hématique*.

C'est aux travaux de M. le professeur Hayem (1) que
nous en devons la connaissance.

Pendant l'évolution fébrile des maladies aiguës, la
courbe des globules blancs varie suivant les espèces
morbides considérées. Dans la pneumonie, par exemple,
MM. Grancher, Hayem, Hanot, ont montré que la courbe
des leucocytes suit parallèlement la courbe thermique et,
très élevée dès les premiers jours, revient brusquement

(1) HAYEM : *Note sur la réparation du sang à la suite des maladies aiguës. (Fr. Médic.*, 1880, nº 5.) — *De la crise hématique dans les maladies
aiguës à défervescence brusque; C. R. Ac. des Sc.* 30 janvier 1882. — *De
la crise hématique dans la fièvre intermittente. (Arch. de Physiol.*, 1883,
II, p. 247.)

REYNE, *De la crise hématique dans les maladies à défervescence brusque*,
Th. de Paris, 1881.

au niveau normal lors de la défervescence fébrile. Mais ce n'est pas là une loi générale, applicable à toutes les pyrexies à terminaison critique.

Dans toutes, au contraire, il semble que les hématies diminuent progressivement de nombre pendant la période fébrile de la maladie, avec plus ou moins d'intensité toutefois. Puis brusquement, au moment de la défervescence, on constate dans le sang une accumulation passagère et considérable des hématoblastes. Cette accumulation débute lorsque le thermomètre commence à descendre, elle atteint son maximum alors que la température est redevenue normale. Dans les fièvres éruptives, cette crise hématique est à son fastigium au moment de la défervescence relative qui suit l'éruption.

Le rapport des hématoblastes avec les hématies est alors de 1 pour 6 à 8 ; au lieu de 1 pour 20, chiffre normal. Mais ces hématies, jeunes et encore incomplètement formées, sont pauvres en hémoglobine, comme le prouve l'examen colorimétrique ; d'où une anémie relative qui dure pendant les premiers temps de la convalescence.

Ce phénomène de la crise hématique ne se produit pas seulement dans les maladies à défervescence brusque, où il atteint son maximum d'intensité et de netteté ; on le retrouve également, procédant par poussées successives, dans les maladies à terminaison graduelle.

Dans le premier cas, la poussée hématoblastique se fait en deux ou trois jours, tout d'un trait, sans oscillation. Elle est plus prolongée dans les défervescences graduelles, ou chez les sujets affaiblis et à réactions lentes comme les vieillards qui relèvent de pneumonie.

Dans la fièvre intermittente, cette crise hématique tient

le milieu, comme date d'apparition, entre la crise des maladies à défervescence brusque et celle des maladies à défervescence par lysis.

A vrai dire, ce fait si frappant diffère par bien des points des autres syndromes critiques, puisqu'il ne s'offre pas de lui-même à l'investigation clinique, et ne peut se constater qu'avec les méthodes perfectionnées dont nous disposons aujourd'hui. D'autre part, il ne s'agit pas ici d'une élimination de produits morbides; la crise hématique est un simple fait de rénovation cellulaire, mais le plus net et le plus saisissant de tous. A ce titre, elle appartient plutôt à la convalescence qu'à la maladie aiguë : elle est moins le dénouement, la solution de celle-ci, que l'indice d'une guérison déjà effectuée, d'un premier effort de l'organisme pour réparer les pertes qu'il a subies.

Elle n'en conserve pas moins sa très grande importance en physiologie pathologique, et en aurait autant en clinique si les recherches hématologiques étaient aussi répandues et journellement pratiquées qu'elles devraient l'être.

IV

Il est une dernière partie de la doctrine traditionnelle des crises dont nous devons dire un mot, bien que la question ait beaucoup perdu aujourd'hui de son intérêt : il s'agit des jours critiques. Existe-t-il, au cours des maladies aiguës, des jours déterminés et prévus d'avance où la crise doive se produire, d'autres jours où elle ne puisse se montrer?

Nous avons vu, dans le chapitre précédent, combien la doctrine de Galien était autoritaire sur cette question des jours critiques : chaque jour de la maladie avait sa valeur immuable, sa destination certaine. Malgré ses exagérations évidentes, la doctrine avait bien longtemps vécu, acceptée sur la parole du maître; mais depuis le milieu du siècle dernier elle n'avait cessé de décliner, et était tombée dans un discrédit presque complet.

Et cependant, il y a trente-cinq ans, un des maîtres de la science moderne reprit les théories galéniques, et crut pouvoir les faire revivre au nom des recherches de thermométrie clinique. « C'est aux 5ᵉ, 7ᵉ, 9ᵉ, 11ᵉ jours, écrivait Traube (1), que survient au cours des maladies aiguës, et souvent spontanément, un abaissement subit et important de la température, qui, s'il n'amène pas directement une amélioration, est cependant suivi d'une diminution continue de la fièvre. Je n'ai jamais rien remarqué de pareil pour les jours pairs de la maladie. »

Même sous cette forme bien moins absolue, la proposition de Traube n'était pas acceptable, et toutes les statistiques publiées, depuis, lui ont donné tort.

Qu'on prenne tous les relevés statistiques de pneumonie (et c'est surtout la pneumonie qui est visée par la théorie des jours critiques), et l'on verra ressortir des chiffres fournis par Grisolle, Lebert, Jürgensen, Busse, etc., que la crise se produit aussi fréquemment les jours pairs que les jours impairs. En parcourant la statistique d'Andral, partisan déclaré des jours critiques, on constate qu'il y a autant de défervescence au 10ᵉ jour qu'au 14ᵉ;

____

(1) Traube, *loc. cit.*

or, si le 14ᵉ jour est un jour critique suivant la doctrine ancienne, le 10ᵉ est un jour vide. Même le 6ᵉ jour, le jour néfaste par excellence d'après Galien, compte de nombreuses crises légitimes, 87 dans la seule statistique de Jürgensen.

Ajoutons que le début réel de la maladie n'est pas toujours facile à préciser en clinique, et que si Traube et Tophoff le font coïncider avec le premier frisson, Thomas (1), de Leipzick, prend comme point de départ le premier sentiment de malaise, de santé troublée, qu'éprouve le malade.

La doctrine des jours critiques, dans son acception littérale et étroite, n'est donc plus défendable aujourd'hui. Elle l'est d'autant moins, que nous avons appris à connaître, pour bien des maladies fébriles, des variations de durée et d'évolution telles, que la même espèce morbide peut présenter des formes prolongées ou abortives. Une défervescence pneumonique peut aussi légitimement se produire en 3 ou 4 jours qu'au bout de plusieurs semaines; tout dépend des conditions variables que présentent et la résistance individuelle du malade et la vitalité de l'agent pathogène.

Il n'en reste pas moins vrai que, dans la majorité des cas, une même espèce morbide a une durée moyenne. qui rend à certains jours la défervescence plus probable et plus fréquente. Mais il ne faut demander à cette notion tout empirique que ce qu'elle peut donner, c'est-à-dire d'utiles indications cliniques; aller au delà, vouloir poser des lois inflexibles, reconnaître aux jours impairs des

(1) L. Thomas, *Archiv der Heilkunde*, 1865, t. VI, p. 118.

vertus particulières, c'est tomber dans l'exagération ou le parti pris, et s'exposer à bien des mécomptes.

Il faut donc séparer de la doctrine des crises la théorie des jours critiques, qui n'en est qu'une annexe malheureuse, une superfétation surannée. La première reste vraie et féconde; la seconde n'a plus aujourd'hui qu'un intérêt historique.

CHAPITRE III

La crise est un dénouement de l'évolution morbide, une manière de sortir de la maladie. Elle est liée à la pathogénie même de la maladie, et en est, jusqu'à un certain point, la conséquence prévue, je dirais presque logique.

Pour chercher quelles sont les maladies qui peuvent se terminer par crise, c'est donc la notion causale qui doit nous guider et nous permettre d'établir quelques grandes catégories.

Or nous savons que l'on peut entrer dans la maladie par quatre processus pathogéniques isolés ou combinés (1) : l'infection, les troubles continus de la nutrition, les réactions nerveuses, les dystrophies élémentaires primitives.

Nous devons donc passer en revue les principaux types morbides compris dans ces diverses catégories, et voir jusqu'à quel point et comment ils peuvent se terminer

(1) Bouchard, *Sem. Méd.*, 1885, p. 110.

par crise. C'est là une étude toute d'analyse et de discussion; nous verrons qu'elle comporte encore bien des
points obscurs ou incertains.

I

Prenons d'abord les maladies *par infection*, c'est-à-dire
les maladies aiguës des anciens, celles qu'ils ont étudiées
avec tant de prédilection, et qui ont servi de base à
tout leur édifice de la doctrine des crises.

Le type classique de la maladie aiguë à terminaison
critique, c'est la *pneumonie franche*. Nous donnerons
donc à son étude tout le développement qu'elle comporte,
nous réservant d'être plus bref pour les autres espèces
morbides. Une série de descriptions détaillées serait, du
reste, monotone et peu utile, et exposerait à de nombreuses redites.

Sans revenir sur la question des jours critiques dont
nous avons déjà assez longuement parlé, voyons quels
sont les phénomènes que l'on a considérés comme critiques dans l'évolution de la pneumonie, et quelle importance relative il convient de leur attribuer.

Le plus frappant de tous, celui qui par sa constance
forme presque un des caractères de la maladie, c'est la
chute de la température. La défervescence est subite, se
fait en quelques heures, de 12 à 6 heures en moyenne,
presque toujours du soir au matin, et surtout dans la
deuxième moitié de la nuit, comme l'ont montré les re-

cherches de Wunderlich, de Lebert, de Jürgensen, de W. Busse (1), de Roche (2), etc...

La température continue à baisser même après la défervescence, et le point le plus bas de la ligne thermique n'est généralement atteint qu'au bout de 24 heures. Cette hypothermie passagère peut persister pendant plusieurs jours chez les enfants, d'après Ziemssen, et ne s'accompagne qu'exceptionnellement de phénomènes de collapsus.

Cette crise thermométrique, si nette, est précédée, annoncée par une période toujours incertaine dans sa marche et ses allures, la procrise. Tantôt on observe à ce moment une fausse défervescence qui peut précéder la vraie de 24 heures, mais ne s'accompagne pas d'un abaissement parallèle du pouls, d'après Lorain (3); W. Busse (4) a noté le fait 9 fois sur 65 cas. Tantôt, et plus souvent, il se produit une exacerbation procritique des plus nettes, avec redoublement des phénomènes généraux et de la fièvre (25 fois sur 65 cas d'après W. Busse).

Quoi qu'il en soit, une fois la défervescence légitime produite, le pouls tombe aussi rapidement que la température; au lieu d'être tendu, dur et fréquent, il devient lent, ample et dépressible. Les tracés contenus dans l'ouvrage de Lorain en fournissent la preuve.

Avant de diminuer de fréquence, le pouls peut présenter une certaine irrégularité, signe qui, d'après Grisolle,

____

(1) W. Busse, *Zur Lehre von den Krisen. Diss. inaug.* Berlin, 1870.
(2) L. Roche, *De la crise et des symptômes critiques de la fièvre pneumonique*, Th. Parise
(3) Lorain, *De la tempér. du corps hum.*, t. II.
(4) W. Busse, *loc. cit.*

Nothnagel, Jürgensen, indiquerait une crise prochaine.

En même temps que ces modifications du pouls et de la température, il est habituel de voir se produire une diaphorèse qui a une grande valeur en clinique. Il ne s'agit pas là de ces sueurs modérées, de cette moiteur de la peau, que beaucoup de pneumoniques présentent pendant toute la durée de leur maladie; c'est une belle diaphorèse critique qui se produit.

Lorsque les sueurs, au lieu d'être profuses, sont rares, le malade accuse un bien-être moins grand et la défervescence, au lieu de se faire par crise, se fait par lysis. Grisolle considérait ce phénomène comme le plus important de tous ceux qui accompagnent la crise, et le regardait comme d'un excellent augure. Sur 34 pneumoniques dont il a relevé les observations depuis le frisson initial jusqu'à la terminaison complète de la maladie, Grisolle note les sueurs 22 fois. Sur 59 pneumoniques, W. Busse signale 36 fois des sueurs critiques.

Ce phénomène avait tellement frappé certains observateurs qu'ils le considéraient comme la cause de l'amélioration des malades : aussi Sylvius de Le Boe employait-il méthodiquement les sudorifiques dans le traitement de la pneumonie. Malgré l'autorité d'Andral (1) et l'opinion de Sylvius, tout le monde s'accorde aujourd'hui à considérer les sueurs comme un des effets et non comme la cause de la crise.

Les sueurs ne sont pas seulement abondantes au moment de la crise, elles ont aussi des qualités particulières. Bouillaud leur trouvait une odeur spéciale; il y aurait lieu

____

(1) ANDRAL, *Cliniq. méd.*, t. I, 4° édit. 1840, page 510.

de voir si leur composition chimique est sensiblement modifiée.

Laënnec (1), qui le premier distingua la pneumonie des autres affections pulmonaires, disait : « Un dépôt briqueté ou blanc dans les urines est la plus commune des évacuations critiques, et, en général, il faut même ne faire de fond sur les autres qu'autant que ce dépôt existe en même temps. La sueur ou une diarrhée modérée sont, après ce dépôt, les évacuations critiques les plus communes de la pneumonie. »

On voit par cette citation quelle importance Laënnec attribuait à l'état des urines dans la pneumonie. Andral ne partageait pas cette manière de voir et signale à peine la crise urinaire. Grisolle dit que, sur plus de la moitié de ses malades, le trouble de l'urine, spontané (dépôt) ou provoqué par l'acide nitrique, a été véritablement un signe indicateur de la convalescence.

Bien des faits sont confondus par Grisolle comme on peut en juger à la lecture de son chapitre consacré aux crises dans la pneumonie, et il faut arriver à des travaux plus modernes pour voir se dégager des notions plus précises sur la composition de l'urine au moment de la défervescence.

Les différents auteurs ont surtout cherché à établir quelles étaient les modifications chimiques de l'urine, sa teneur en urée et en acide urique, sa richesse en chlorures et en phosphates. Ils ont également cherché à préciser les variations quantitatives de quelques substances extractives, et des différentes espèces d'albumine et en particulier de la peptone. Si tous les résultats ne sont pas

(1) LAENNEC, *Traité de l'auscultation médiate*, édit. de la Faculté, p. 289.

définitifs, on ne saurait cependant nier leur importance, et nous croyons qu'ils doivent être présentés avec quelque développement.

Au début de la crise, dit M. Lépine (1), il y a polyurie temporaire; néanmoins la densité de l'urine reste élevée et l'on trouve un dépôt abondant d'urate de soude et d'acide rosacique.

La réaction de cette urine est fortement acide : elle contient, en effet, une grande quantité de phosphate acide de soude, et souvent aussi beaucoup d'acide urique.

Pour la plupart des auteurs, l'*urée* existerait en grande quantité pendant toute la période fébrile, mais serait en proportion beaucoup plus considérable au moment de la crise. Parkes (2) aurait vu 85 grammes d'urée au 7ᵉ jour et 87 grammes au 8ᵉ jour. D'après Jaccoud (3), pendant une très courte période antérieure à la crise, l'urée diminue; mais une fois la crise terminée, l'urée augmente considérablement, c'est l'excrétion *postépicritique*. Lecorché et Talamon (4) ont également constaté la proportion élevée de l'urée au moment de la crise, mais ils soutiennent, avec Unruh (5) et Frænkel (6) et contrairement à beaucoup d'auteurs, que l'urée n'est pas augmentée pendant la période fébrile. Ainsi, dans une de leurs observations, on voit que pendant les cinq premiers jours d'une pneumonie, du frisson à l'acmé, on trouva 100 grammes d'urée, tandis que dans les six jours à partir de la crise 234 grammes d'urée furent excrétés.

(1) Lépine, *Nouv. Dict. de Méd. et de Chir. prat.*, art. *Pneumonie.*
(2) Parkes, *Clinical lecture. Medical Times and Gazette.* 1860.
(3) Jaccoud, *Cliniq. méd.*, 1867.
(4) Lecorché et Talamon, *Études médicales*, 1881, page 417.
(5) Unruh, *Arch. f. path. med.*, 1869.
(6) Frænkel, *Charité Annalen*, 1875, Bd. II.

Il est bon de rappeler, en passant, que plusieurs observateurs ont pareillement noté la diminution de l'urée pendant les jours fébriles de la fièvre intermittente et son augmentation pendant l'apyrexie. Hepp, de Strasbourg, a fait la même remarque à propos de beaucoup de pyrexies, et Hirtz au sujet de la fièvre typhoïde.

Si l'urée diminue pendant la période fébrile, les matières extractives augmentent : au lieu de 10 grammes, on peut en trouver de 40 à 46 grammes (Hepp, Hirtz) dans presque toutes les pyrexies. Il reste à démontrer que cette loi est applicable à la pneumonie. On peut en dire autant de la suivante : Les courbes de l'urée et des matières extractives sont toujours divergentes [Hœppfner (1), Charvot (2), Hirtz].

Quoi qu'il en soit et pour résumer cette discussion, il y aurait toujours, pendant la période fébrile de la pneumonie, combustion exagérée des tissus; mais pour certains auteurs cette combustion se traduirait par une augmentation de l'urée, pour les autres (les moins nombreux) par un excédent sensible des matières extractives.

Enfin, suivant Lecorché et Talamon, l'intensité et la durée d'élimination de l'urée au moment de la défervescence semblent directement proportionnelles à la gravité de la pneumonie.

Rien n'est définitivement établi sur les variations de l'*acide urique*. Bartels (3) et Lépine le croient augmenté, Botho Scheube (4) pense que sa courbe est sensiblement

(1) HŒPPFNER, *De l'urine dans quelques maladies fébriles*, Th. Paris, 1872.
(2) CHARVOT, *Des urines dans la crise et la convalescence des maladies aiguës,* Th. Paris, 1871.
(3) BARTELS, cité par Jürgensen.
(4) BOTHO SCHEUBE, *Arch. der Heilkunde*, 1876, n° 17, p. 185.

parallèle à celle de l'urée; Lecorché, Talamon, Charvot, restent dans le doute.

L'élimination de l'*acide phosphorique* est très irrégulière; à certains jours, d'après Vogel, elle s'élèverait beaucoup au-dessus de la normale; quant au *chlorure de sodium,* d'après la majorité des auteurs, il diminue au moment de la période fébrile jusqu'à disparaître (Lépine, Vogel et Neubauer). Il réapparaît à la fin de la crise et peut atteindre un chiffre assez élevé jusqu'à 25 grammes en vingt-quatre heures [Jaccoud (1), Parkes (2)].

Les sulfates et les phosphates seraient diminués d'après Vogel et Neubauer, mais d'après Fürbringer les sulfates seraient augmentés.

De cette énumération de faits, en partie contradictoires, il résulte cependant que l'on admet, d'une façon presque générale, l'élimination, au moment de la crise, d'une quantité d'urée beaucoup plus élevée qu'au moment de la période fébrile. C'est là certainement le fait le plus saillant. Il est probable, quoique non démontré, qu'on peut en dire autant de l'acide urique.

Quelle est la cause de cette élimination critique?

Elle n'est certainement pas sous la dépendance de l'alimentation, car, ainsi que le fait remarquer Lépine, au moment où cette crise a lieu, le malade atteint de pneumonie est à la diète.

On ne saurait davantage rechercher l'explication de cette excrétion exagérée dans la combustion des matériaux provenant de la résorption de l'exsudat, car l'exsudat commence à peine à se résorber alors qu'apparaît l'élimina-

---

(1) Jaccoud, *loc. cit.*
(2) Parkes, *loc. cit.*

tion critique. D'ailleurs Frænkel a vu la crise urinaire se produire malgré l'apparition soudaine d'un épanchement pleural. Aussi a-t-on cherché des explications plus satisfaisantes et presque toutes les théories reposent sur cette hypothèse que la plus grande partie des déchets organiques résultant de la fièvre sont retenus dans l'organisme.

Quelques faits expérimentaux plaident dans ce sens. Ainsi Rigler aurait constaté que de l'iodure de potassium administré à des pneumoniques n'était éliminé qu'au moment de la crise. De même, Oppolzer a noté que, malgré l'administration à ses malades de limonade chlorhydrique et de mets très salés, les chlorures ne reparaissaient avec leur quantité normale dans les urines qu'au moment de la défervescence effectuée. — Nous retrouverons plus tard d'autres faits du même genre.

Ainsi, que, pendant la période fébrile de la pneumonie, il y ait rétention dans l'intimité des cellules de produits excrémentitiels plus ou moins avancés en oxydation, qu'au moment de la crise il y ait une véritable débâcle, une expulsion subite de la plus grande quantité de ces produits retenus, c'est là un fait qui paraît acquis. En revanche, ce qui est difficile à expliquer, c'est ce changement subit dans les facultés endosmo-exosmotiques des cellules; si la crise urinaire indique la fin de la maladie, elle ne l'explique pas.

La vraie crise dure un jour au maximum; cependant certains auteurs admettent que la crise peut se faire en 48 heures, et Lebert en 72 heures; il y a là une véritable exagération.

Quand la défervescence se fait par lysis, l'élimination exagérée d'urée et d'acide urique n'a pas lieu, et pro-

gressivement l'urine prend les caractères de l'urine de
la convalescence (Lépine). C'est vers la fin de la crise,
et pendant la période de réparation, que le *chlorure de
sodium* réapparaît dans les urines. Dans le cas de Parkes,
on constata la présence du chlorure de sodium du 11ᵉ au
17ᵉ jour; il fut très abondant vers le 21ᵉ jour (17 grammes)
et surtout vers le 22ᵉ jour (21 grammes).

Un phénomène moins tardif et d'une assez grande importance, c'est la *peptonurie.*

La peptone a été retrouvée dans l'urine du stade de
résolution de la pneumonie 7 fois sur 7 (Maixner) (1); il
n'y avait pas de peptones dans les crachats.

Suivant Rudolph von Jaksch (2), la peptonurie de la
pneumonie, qu'il a constatée dans 24 observations sur 29,
a de grandes analogies avec celle du rhumatisme articulaire aigu, et la peptonurie qui accompagne les suppurations. Toutes ces peptonuries se montrent au commencement de la résorption de l'exsudat; elles sont en
rapport avec l'abondance de l'exsudat et la rapidité de la
résorption. Quand la résorption est achevée, la peptone
disparaît de l'urine. Pour tous ces motifs, von Jaksch
pense que cette peptonurie est en rapport avec la présence
des éléments figurés dans les exsudats, que la peptone
provient directement de la destruction de ces éléments:
opinion partagée par Hofmeister (3).

Les phénomènes critiques que nous venons d'analyser

(1) Maixner, *Ueber peptonurie, Centralbl. f. die med. Wissench*, XVII,
p. 593. *Vierteljahrschr. f. pract. Heilkunde* CXLIII, 75, tom. III de la
nouvelle série

(2) Rudolph von Jaksch, *Sur la peptonurie dans le rhumatisme articulaire aigu. (Prag. med. Wochenschs*, VI, nᵒˢ 7, 8 et 9.

(3) Hofmeister, *Sur la peptone du pus. Zeitschs, f. Phys. chemie* IV, 253.

sont de beaucoup les plus importants de la crise pneumonique. Lorsque la crise est franche, il peut y avoir par les
sueurs et les urines une telle déperdition de matériaux
organiques, qu'il en résulte une perte de poids parfois
assez considérable. Nous aurons à revenir sur ce point.

Nous serons bref sur les autres phénomènes critiques
observés dans la pneumonie, car plusieurs sont sujets à
caution.

- Ainsi les anciens auteurs, Hippocrate, Huxham, Boerhaave, Cullen, Frank, accordaient à l'*expectoration* une
valeur critique considérable, mais les médecins modernes,
Andral, Chomel, Grisolle, ne lui attribuent aucune influence. Et de fait, quelle que soit l'abondance de l'expectoration, la courbe thermique ne varie pas (J. Roche).

Nous connaissons peu de chose sur les qualités chimiques des crachats et particulièrement sur leur richesse
relative en sels au moment de la crise : tout ce qui a été
dit à ce sujet est encore peu précis. Martin Mendelssohn (1)
mettant à profit les recherches microbiennes, affirme qu'au
moment de la crise, les cocci diminuent de nombre dans
les crachats, et que par contre l'abondance des cocci dans
un crachat qui n'est plus rouillé, entraîne comme conséquence un pronostic défavorable ; le fait est très contestable.

Que dire de l'*épistaxis,* sinon que c'est un symptôme
secondaire qui peut survenir tous les jours (Louis), dont
Andral et Grisolle ne citent qu'une observation, et que
par exception sans doute W. Busse a vu 2 fois sur 59 cas?

La *diarrhée* ne paraît pas avoir non plus une bien

_____

(1) M. MENDELSSOHN, *Zeit. f. Klin. Med.,* VII, H. 2.

grande importance : en effet, lorsqu'elle survient, c'est toujours le premier, rarement le second jour (J. Roche); elle ne dure guère plus de 48 heures.

Ce symptôme nous apparaît donc avec une bien minime importance en tant que phénomène critique, si on le compare aux sueurs et aux modifications urinaires. La diarrhée constitue bien plutôt une complication et revêt une signification pronostique des plus fâcheuses. Hippocrate déjà l'avait noté, et les observations modernes ont confirmé le fait. Sur un total de 35 pneumonies terminées par la mort, Louis constate 23 fois de la diarrhée. Plus récemment M. Fernet (1) arrive à une conclusion analogue.

En tous cas, ce symptôme a si peu de valeur, au point de vue de la crise, que lorsque la diarrhée apparaît et que le malade guérit, la défervescence n'est jamais soudaine (Andral); elle se fait par lysis (Berheim).

La valeur critique de l'*herpès* est plus problématique encore.

On sait combien est fréquente l'éruption herpétique au cours de la pneumonie. Cet herpès peut être labial, naso-labial, facial (Hebra) ou généralisé à la peau et à quelques muqueuses [Beddoe (2), Lagout (3), Fernet].

Hardy, Parrot (4), Fernet, ont beaucoup étudié le mode d'apparition et l'évolution complète de ce symptôme. Max Waller a constaté l'herpès dans la pneumonie 39 fois sur 81 cas, soit 47,6 p. 100; Bleube, seulement 43 p. 100.

---

(1) FERNET, *Arch. méd.*, 1881. *De la pneumonie franche aiguë, de son évolution et de sa crise.*

(2) BEDDOE, *The Lancet*, 1873.

(3) LAGOUT, *Bull. Soc. méd. hôp.*, 1873; p. 91.

(4) PARROT, *Gaz. hebd.*, 1871.

G. Sée (1) a relevé ce symptôme 145 fois sur 182 cas et enfin Ziemssen l'a constaté 50 fois sur 100 chez l'enfant.

Autant ce symptôme est fréquent chez l'adulte, autant il est rare chez le vieillard (G. Sée, Bergeron); si le frisson manque, l'herpès fait défaut [Broadbent, H. Manders (2)].

Mais, fait important et le seul qu'il faille retenir peut-être, c'est que l'herpès apparaît du 2ᵉ au 4ᵉ jour (Parrot, Roche). L'herpès naso-labial apparaît régulièrement, dit Fernet, vers le 3ᵉ jour de la maladie, précédant de beaucoup la crise; il paraît être d'un pronostic presque toujours favorable, mais ne saurait être considéré comme ayant une valeur critique. L'herpès fébrile constitue plutôt un épiphénomène assez banal, et qui peut survenir au cours de bien des affections aiguës diverses, comme la suite de ce travail nous le montrera.

Telle est, envisagée dans son ensemble, la crise pneumonique; par sa fréquence et sa netteté, par ce fait qu'elle a servi de base principale à la doctrine des crises, son étude nous a paru mériter quelques développements. Nous serons forcé maintenant d'être plus bref.

II

L'*érysipèle,* — et je n'entends parler ici que de l'érysipèle médical de la face, bien différent par sa bénignité et ses allures cycliques de la variété dite chirurgicale, — nous

(1) G. Sée, *Des différents modes de traitement de la pneumonie. (Union méd.,* 1873.)

(2) Broadbent et H. Manders, *The Lancet,* 1879.

offre un bel exemple de terminaison critique. Vers le
7ᵉ au 8ᵉ jour en général, la fièvre tombe brusquement,
et l'on voit assez souvent se produire en même temps soit
des sueurs abondantes, soit une épistaxis critique (1),
presque toujours une polyurie (2) notable, qui dure de
six à dix jours, et est indépendante de l'alimentation.
Cette polyurie entraîne avec elle une quantité très notable
d'urée; quant à l'acide phosphorique (3), il est, pendant
la période aiguë, en proportion inverse de l'urée, et d'autant plus diminué que l'élévation thermique est plus
considérable; il augmente au contraire aussitôt la défervescence effectuée. Ce qui rend souvent le cycle de la
maladie moins régulier, c'est la fréquence des poussées
érysipélateuses successives, qui chaque fois rallument la
fièvre près de s'éteindre.

Même défervescence brusque dans la *variole*, abstraction faite des formes confluentes où aucun intervalle ne
sépare l'éruption de la fièvre suppurative. Mais dans les
varioles discrètes, et encore mieux dans la varioloïde, la
chute de la température, vers le 5ᵉ jour environ, s'accompagne souvent d'un tel état de bien-être et de soulagement
que les malades s'imaginent quelquefois être guéris, et
qu'on en a vu à cette période de la variole venir à pied à
l'hôpital. Et par le fait, pour la varioloïde, la guérison est
définitive, et malgré la gravité souvent des symptômes
initiaux, la maladie tourne court brusquement. Suivant
l'expression de Lorain, « c'est un grand appareil pour un
petit résultat ».

(1) Eichorst, *Handb. der Spec. Path. u. Therapie*, t. II, 1883.
(2) P. Binet, *loc. cit.*, p. 331.
(3) Zuelzer, *Ziemss. Handb. Erysip.*

Le *typhus exanthématique* vient compléter ce premier groupe morbide qui nous offre les plus beaux types de terminaison critique. Murchison (1), Griesinger (2), Lebert (3), nous en ont laissé des descriptions frappantes. Au moment où va s'effectuer la crise, la fièvre redouble souvent, parfois jusqu'à 43° ; des frissons, des vomissements, d'autres symptômes menaçants se montrent; puis, le lendemain matin, changement complet : le malade qui était dans la stupeur et le délire, souvent avec des soubresauts de tendons, de la carphologie, un pouls rapide, tremblant, filiforme, prend subitement l'œil clair, la main affermie, le pouls relativement lent et ferme, l'appétit même du convalescent.

La plupart des malades tombent pendant la crise dans un sommeil réparateur, suivi d'un bien-être général.

Tantôt il n'y a point de flux critique appréciable; tantôt et plus souvent on note une polyurie azoturique, et, au bout de 2 à 3 jours seulement, d'après Unruh, une excrétion exagérée d'acide urique.

On a également observé des poussées éruptives de miliaire ou d'herpès au moment de la crise.

La défervescence du typhus peut aussi se faire par lysis, et d'après les observations de Krukenberg (4), ce mode de terminaison serait loin d'être exceptionnel, et se montrerait dans près de la moitié des cas.

Dans une autre série morbide, la défervescence critique est moins nette ou moins constante, mais peut s'accom-

(1) Murchison, *A treat. on the cont. fer.*, p. 175.
(2) Griesinger, *Mal. infect.*, p. 214.
(3) Lebert, *Ziemss. Handb.*, II, p. 317.
(4) Krukenberg, *Deut. Med. Woch.*, 1880, p. 653.

pagner des mêmes phénomènes de polyurie, d'azoturie,
parfois de diaphorèse. C'est ainsi que les choses se passent
pour la *rougeole*, la *scarlatine*, la *grippe*, la *méningite
cérébro-spinale* ; notons que, pour cette dernière maladie,
l'herpès facial est remarquablement fréquent, qu'il peut
s'accompagner d'éruptions polymorphes, érythémateuses,
ortiées ou même pemphigoïdes, sans qu'aucune de ces
déterminations cutanées paraisse avoir véritablement le
caractère critique (1).

Nous ne ferons que signaler la *synoque*, espèce morbide mal classée, dont la pathogénie nous échappe encore
et n'a peut-être rien à voir avec l'infection, et dont la terminaison souvent critique n'offre rien de bien particulier.

Les *oreillons*, au contraire, méritent quelques détails.
Si, dans les cas bénins, les plus fréquents du reste, la fièvre
est éphémère ou presque nulle, elle présente au plus
haut degré la forme cyclique et la terminaison par crise
quand la maladie est grave ou quand elle se complique
de détermination testiculaire.

Dans un cas comme dans l'autre, que la fièvre accompagne la fluxion parotidienne ou la fluxion testiculaire, les
travaux de Soltmann (2), de Sorel (3), de Granier (4), de
Calmette (5), les observations si remarquables de M. Bouchard, de M. Jaccoud (6), nous ont appris qu'elle évolue
rapidement, atteint son acmé thermique, puis se termine du
5ᵉ au 7ᵉ jour par une défervescence brusque, absolument

(1) Heubner, *Real Encycl. der ges. Heilk.*, t. IV, p. 107.
(2) Soltmann, *Jarhb. der Kinderheilk.*, 1877, t. XII.
(3) Sorel, *Rev. mens. de Méd. et de Chir.*, 1877, p. 280.
(4) Granier, *Lyon Médical*, 1879.
(5) Calmette, *Arch. gén. de Méd.*, 1883, p. 455.
(6) Jaccoud, *Clin. Médic.*, 1885, p. 497.

comparable à la défervescence de la varioloïde, de la rougeole ou de l'érysipèle, parfois même avec hypothermie consécutive. Comme phénomènes critiques, on a noté des sueurs profuses, d'abord locales et limitées aux régions parotidiennes, puis se généralisant, ou une polyurie plus ou moins abondante avec élimination de sédiments uratiques, ou des épistaxis comme dans le fait étudié par M. Karth (1).

La fièvre une fois tombée, la maladie est terminée, bien que l'évolution des accidents locaux ne soit pas achevée.

Voici maintenant deux maladies, que nous aurions pu prendre comme types des maladies à crises, si leur mode tout spécial d'évolution ne leur méritait une place à part : c'est le *typhus récurrent,* que je ne fais que signaler ici, devant plus tard longuement revenir sur son étude ; c'est la *fièvre intermittente paludéenne.* Un mot sur celle-ci.

Dans l'intoxication palustre, chaque accès constitue une sorte de maladie aiguë, ayant son début, son acmé, sa crise, et ses phénomènes critiques. Sans reproduire ici la description classique de l'accès, rappelons seulement la défervescence brusque et la diaphorèse, qui le terminent.

D'après les recherches de Redtenbacher (2), le paroxysme fébrile serait accompagné de polyurie et d'azoturie ; pendant l'apyrexie, au contraire, il y aurait abaissement au-dessous du taux normal. Les chlorures seraient éliminés en plus grande abondance au moment de l'accès (3), bien que la moyenne du chlore éliminé par 24 heures reste plutôt un peu au-dessous de la normale.

(1) Karth, *Étude sur une forme grave d'oreillons,* Th. Paris, 1883.
(2) Hertz, *Ziemss. Handb. Malaria,* p. 846.
(3) Neubauer et Vogel, p. 434.

Pendant les accès également, Hammond et Ranke ont constaté une augmentation de l'acide urique éliminé. Quant aux phosphates, ils semblent plutôt diminués.

En somme, toute cette urologie de la fièvre palustre est à revoir, et les résultats des différents auteurs sont peu concordants.

Ce que l'on connaît bien, au contraire, ce sont les éruptions cutanées de l'impaludisme, dont les plus fréquentes semblent être l'herpès et l'urticaire (1). Celle-ci, en particulier, accompagne souvent l'accès fébrile, débute avec le stade de chaleur, disparaît à la défervescence, pour se montrer souvent à chaque accès nouveau.

Mais ces éruptions ne semblent avoir aucune valeur critique et relèvent simplement de l'action du poison sur les terminaisons nerveuses de la peau, ou sur l'appareil vaso-moteur.

III

La *fièvre typhoïde,* maladie si dissemblable de celles que nous venons d'étudier par ses allures irrégulières, sa marche incertaine, sa durée variable, et surtout son déclin lent et graduel, présente-t-elle des phénomènes critiques?

C'est une loi classique que, dans la dothiénentérie, le retour à la température normale a lieu par une série d'oscillations régulièrement descendantes, c'est-à-dire par

______

(1) Verneuil et Merklen, *Des manifestations cutanées du paludisme.
Ann. de Dermat. et de Syph.,* 1882, p. 625 ; 1883, p. 1.) — Lardier. (*Ibid.,*
1883, p. 212.)

lysis. Mais cette loi ne va pas sans exceptions, et M. Jaccoud a montré le premier, dès 1866, que la défervescence pouvait être tout à fait brusque, assez souvent précédée d'une perturbation critique, parfois même suivie de collapsus. Depuis lors, de nouvelles observations lui ont permis de conclure : que la défervescence brusque n'appartient point exclusivement à telle ou telle forme, qu'elle appartient à la fièvre typhoïde en général, et qu'elle s'y montre dans *un peu plus du quart des cas* (1).

On pourrait presque se demander si la défervescence brusque ou critique n'est pas le mode de terminaison naturel de la maladie, qui n'apparaîtrait que rarement à l'état de pureté, et dégagé des oscillations, dues aux lésions secondaires, qui, dans la plupart des cas, le dissimulent. Cette hypothèse serait en accord avec l'ancienne opinion de Bouillaud, d'Andral et de Trousseau, et l'on est tenté d'admettre avec Cayley (2) que, dans l'évolution de la dothiénentérie, deux processus se succèdent et s'enchevêtrent : d'une part, une infection spécifique, d'autre part, une intoxication, probablement d'origine intestinale, et commune peut-être à toutes les maladies qui présentent un ensemble de symptômes typhiques. On pourrait alors distinguer deux éléments fébriles distincts : une fièvre primitive, causée par l'action directe de l'agent infectieux et ayant une tendance à se terminer par crise, et une fièvre secondaire analogue à celle qui survient dans la variole, et due à la suppuration des plaques de Peyer ainsi qu'à la résorption putride dont elles sont le siège.

Quelle que soit la valeur de cette théorie, en faveur de

(1) Jaccoud, *Clin. Méd.*, 1885, p. 529.
(2) Cayley, *Brit. Med. Journ.*, 1880, p. 545.

laquelle d'autres arguments sérieux pourraient encore être cités, il n'en reste pas moins certain que la fièvre typhoïde se termine souvent par défervescence brusque. D'autres syndromes critiques peuvent-ils s'y montrer?

Le pouls présente au moment de la défervescence d'intéressantes modifications, qui ont été soigneusement étudiées par M. P. Parisot (1). Le chiffre des pulsations baisse en même temps que la température fébrile, et peut n'atteindre son minimum que deux à trois jours après celle-ci, surtout quand la défervescence s'est produite rapidement; ce ralentissement n'est du reste que momentané, et souvent, pendant la convalescence confirmée, une accélération se montre, quelquefois égale et même supérieure à celle qui existait pendant le stade fébrile.

Si nous ajoutons à ce ralentissement un polycrotisme très net, formé par une série de rebondissements égaux entre eux, et d'autre part des irrégularités, des intermittences vraies ou fausses, surtout dans les cas à défervescence rapide (Parisot), nous aurons les principaux caractères du pouls que l'on peut considérer comme critique dans la dothiénentérie.

Nous devons maintenant nous demander si l'agent infectieux, tel que les recherches d'Eberth, de Gaffky, d'Artaud, nous l'ont fait connaître, peut être éliminé d'une façon assez subite pour mériter le nom de critique. Il traverse le rein, il est vrai, et peut même y provoquer par son passage une néphrite plus ou moins intense; mais cette élimination rénale ne saurait le plus souvent constituer une crise; il n'y a là qu'une lésion secondaire et

(1) P. Parisot, Th. de Nancy, 1884, p. 83 et suiv.

surajoutée, bien plus propre à entraver la terminaison favorable de la maladie qu'à en hâter le déclin.

Reste à étudier comment se modifient les urines au moment de la défervescence dothiénentérique.

Nous retrouvons tout d'abord cette polyurie critique si fréquente au déclin des pyrexies; elle se limite habituellement entre 2 litres 1/2 et 3 litres 1/2, peut s'élever jusqu'à 6 litres et se maintenir assez longtemps, pendant plus de quinze jours. L'absence de cette polyurie doit toujours faire craindre la possibilité d'une rechute prochaine (1).

La densité, ramenée au litre, s'élève avec la polyurie, preuve que celle-ci est bien réellement éliminatrice (2). Les matériaux fixes s'élèvent, en effet, d'après A. Robin (3), du chiffre moyen de 52 grammes par 24 heures, à 60 grammes et plus, à la suite de la défervescence.

L'urée, augmentée au début de la maladie, diminue dans les dernières périodes, surtout au début de la convalescence ; de même pour l'acide urique, qui, de 1 pour 44 ou 50 d'urée pendant la période fébrile, tombe à 1 pour 64 (Bartels). Le chiffre de l'ammoniaque subit une diminution parallèle; d'abord augmenté jusqu'à 1 gramme et $2^{gr},6$, il tombe, pendant la convalescence, au-dessous de la normale, à 0,24 (4).

Mais les matières extractives subissent une augmentation considérable, et la créatinine monte jusqu'à 2 grammes par jour. Les chlorures, phosphates et carbonates

(1) A. CHAUFFARD, *De deux signes de convalescence franche dans la fièvre typhoïde*. Soc. Clin., 1882.
(2) P. BINET, *loc. cit.*, p. 336.
(3) A. ROBIN, Th. de Paris, 1877.
(4) ZUELZER, *Abd. typ.* in *Eul. Real Encycl.*, 1885.

alcalins, très diminués jusque-là, augmentent de même et dépassent le taux normal. L'inverse a lieu pour les sulfates, qui augmentent pendant la période d'état, tandis qu'ils diminuent et tombent au-dessous de la moyenne pendant les périodes de défervescence et de convalescence.

Le tableau suivant, emprunté à Zuelzer, donne une idée de ces variations, et indique les quantités relatives de substances azotées et minérales que contenait l'urine, dans un cas moyen de fièvre typhoïde, avec diarrhée modérée chez une jeune fille de 20 ans :

Première semaine, la température s'élève de 38° à 40° dans les quatre premiers jours, puis oscille régulièrement un peu au-dessous de 40°. — Pour 100 d'azote : acide sulfurique 20 ; acide phosphorique 11 ; chlore 15.

Deuxième semaine, la température oscille de 40° à 40°,4. — Pour 100 d'azote : acide sulfurique 19 ; acide phosphorique 6 ; chlore 6.

Troisième semaine, la température moyenne s'abaisse de 3 à 4 dixièmes de degré. — Pour 100 d'azote : acide sulfurique 17 ; acide phosphorique 9 ; chlore 5.

Quatrième semaine, la température tombe, par lysis régulière, de 40° à 37°, en s'abaissant de 2° environ le matin, et s'élevant de 1° le soir. — Pour 100 d'azote : acide sulfurique 11 ; acide phosphorique 14 ; chlore 18.

D'après A. Robin, l'augmentation des matériaux solides s'observe principalement à deux courtes phases du déclin de la maladie, à la veille de la défervescence, puis de la convalescence confirmée ; c'est dans les cas graves qu'elle est le plus marquée. Dans ceux-ci également, l'apparition de sédiments divers, de phosphates ammoniaco-magnésiens, d'urate de soude et d'acide urique précède, accompagne ou suit parfois de 24 à 48 heures le début de

la défervescence ou de la convalescence. C'est seulement
après ces éliminations massives de matériaux solides ou
de substances extractives qu'apparaissent dans la plupart
des cas les premiers symptômes d'amélioration, en même
temps que les malades maigrissent et perdent rapidement
de leur poids.

Les déchets ainsi éliminés sont souvent assez irritants,
pour provoquer, par leur seul passage, une pyélo-néphrite
catarrhale (A. Robin).

Des sueurs abondantes, et répétées plusieurs jours de
suite, peuvent apparaître au moment de la défervescence.
Dans quelles mesures peuvent-elles contribuer à la dépuration organique? Nous l'ignorons, faute d'analyses chimiques précises.

Quant aux éruptions cutanées soi-disant critiques dans
la dothiénentérie, deux ordres de faits doivent être distin-
gués : d'une part les éruptions polymorphes (1), morbilli-
formes, scarlatiniformes, ortiées, survenant surtout au
déclin de la maladie; elles n'ont rien de spécifique et paraissent d'origine purement septique; d'autre part, et plus
rarement, comme dans les observations de M. Bouchard,
de M. Hanot, (2) on a vu survenir au déclin de la maladie
une éruption confluente de vésicules ou de pustules, dont
le liquide contenait des bactéries bacillaires en grand
nombre, éruption qui coïncida dans un cas avec un notable amendement des symptômes. Mais rien ne prouve
ni qu'il ne s'agît là d'une simple coïncidence, ni que les
bactéries ainsi éliminées fussent spécifiques et pathogènes.

(1) REYNAUD, *Des éryth. polym. dans la f. t.*, Th. Paris, 1881. — RON-
DET, *Des érupt. dans la f. t.*, Th. Paris, 1882.
(2) HANOT, *Rev. de Méd.*, oct. 1883.

Leur valeur critique ne nous paraît donc pas démontrée.

La question est plus discutable pour certaines des hémorrhagies typhiques. Il est certain cliniquement que les entérorrhagies congestives qui surviennent vers le dix-septième ou vingtième jour, semblent souvent le signal d'une détente générale, d'une amélioration rapide et durable; la fièvre, brusquement tombée par le fait même de l'hémorrhagie, ne remonte pas à son niveau primitif, et l'on est tenté d'admettre, avec Graves et Trousseau, que l'hémorrhagie intestinale a eu dans les cas de ce genre une action véritablement favorable et presque critique.

Certaines épistaxis du déclin de la dothiénentérie semblent avoir la même signification (1).

Le *choléra*, comme la fièvre typhoïde, semble être une maladie à processus complexe, et où l'infection et l'auto-intoxication jouent leur rôle. Nous allons y retrouver la crise urinaire sous sa forme la plus saisissante. Un malade est au troisième ou quatrième jour d'une attaque bien caractérisée de choléra; il est algide, cyanosé, sa voix est cassée, sa peau est froide, sèche, cadavérique; la sécrétion urinaire est presque totalement suspendue; les vomissements et la diarrhée rhiziforme complètent le tableau clinique.

Tout d'un coup, du troisième au sixième jour le plus souvent, une nouvelle phase de la maladie se montre, le cholérique fait sa réaction; et immédiatement une série de phénomènes vraiment critiques annoncent cette mutation favorable.

(1) HERCK, *De quelques cas d'épist. critiques dans la fièvre typhoïde*, Th. Paris, 1883.

La peau devient le siège d'une poussée congestive, passe de la teinte cyanique à la coloration rosée ; elle est chaude, moite, souvent même baignée de sueur.

La sécrétion urinaire se rétablit, fait capital pour le pronostic, souvent même elle est surabondante ; c'est une polyurie typique, bien étudiée par Lorain (1), et de trois à cinq ou même huit litres d'urine sont rendus dans les 24 heures.

Souvent ces urines contiennent, au début de la phase de réaction, du sucre, presque toujours de l'albumine, sans qu'on puisse considérer ces éliminations comme critiques. Mais, en outre, elles contiennent des proportions énormes de déchets organiques : dés sels biliaires, d'après G. Pouchet (2) ; de l'acide urique jusqu'à $3^{gr},50$ et presque 4 grammes par litre ; de l'urée, jusqu'à 40 grammes par litre et au delà ; des phosphates en quantités considérables.

Cette polyurie éliminatrice persiste en moyenne pendant une quinzaine de jours ; un malade de Lorain urinait encore 3 litres au trentième jour. On voit donc que si la polyurie du choléra, par sa netteté et par sa brusquerie souvent d'apparition, constitue un vrai phénomène critique, elle se prolonge assez pour appartenir au même titre à la convalescence confirmée.

On comprend qu'avec de pareilles déperditions urinaires, il y ait bientôt un amaigrissement réel, c'est-à-dire une perte progressive et continue de poids, survenant non pas au début, mais à partir du moment où se manifeste la période d'élimination (Lorain).

Enfin, il est un dernier caractère des urines cholériques

(1) LORAIN, le Choléra observé à l'hôp. Saint-Antoine, 1868.
(2) G. POUCHET, C. R. Ac. Sc., 1885.

que met en lumière moins l'analyse chimique que la physiologie. expérimentale. D'après M. Bouchard (1), les urines des cholériques ont une toxicité spéciale, qui leur appartient en propre : introduites dans les veines du lapin, elles reproduisent chez cet animal la cyanose, l'algidité, les crampes, la diarrhée avec desquamation épithéliale, bref les principaux traits du choléra.

Les urines semblent donc ici éliminer, au moins en partie, le poison cholérique, dont l'agent producteur reste mal connu

Cette élimination du poison cholérique par la voie rénale semble d'ailleurs la seule qui ait une signification nettement critique. Les sueurs avec production de givre d'urée dépendent plutôt d'un processus secondaire, d'une auto-intoxication surajoutée, l'urémie. Quant aux éruptions polymorphes, pouvant revêtir l'aspect d'érythème morbilliforme, scarlatiniforme ou ortié, de miliaire, d'ecthyma ou d'herpès, éruptions qui apparaissent souvent au décours de la période de réaction, elles n'ont rien de spécifique ni de critique, pas plus ici que dans la fièvre typhoïde: Elles semblent surtout fréquentes dans les formes lentes, torpides et prolongées de la maladie (2).

Remarquons en terminant qu'à l'inverse de ce qui se passe dans tous les autres processus morbides que nous avons étudiés, la crise cholérique se traduit non par une défervescence, mais par une *élévation de température*, fait bien curieux qui nous démontre que ce qu'il y a de capital, en fait de crise thermique, est moins le sens de la va-

(1) BOUCHARD, *Sem. médic.*, 1885, p. 280.
(2) P. DUFLOCQ, Th. Paris, 1885.

riation du thermomètre que la tendance à ramener l'équilibre calorifique plus ou moins altéré par la maladie.

Toutes les maladies infectieuses que nous venons de passer en revue ont une évolution aiguë; on comprend que ce soient les seules où l'on puisse observer la terminaison par crise. Dans les infections chroniques, dont la syphilis, la phthisie vulgaire, la lèpre, nous offrent des types, il n'y a pas et ne peut y avoir de crise. De tels processus morbides ne comportent pas de solution brusque; ils peuvent évoluer plus ou moins rapidement, par une série de poussées successives alternant avec des phases de répit ou même de guérison apparente; mais le germe infectieux est toujours présent, prêt à repasser de la vie latente à la vie active. L'organisme peut neutraliser le mal, réduire l'ennemi à l'impuissance; il est douteux qu'il puisse s'en débarrasser d'un seul coup, c'est-à-dire aboutir à une crise définitive et complète.

IV

Les crises, telles que nous venons de les étudier dans les maladies infectieuses aiguës, ce sont les crises traditionnelles des anciens, les seules qu'ils aient décrites, car s'ils ont ébauché l'histoire de processus analogues dans d'autres maladies aiguës, ou même dans certaines maladies chroniques, c'était plus pour des raisons de sentiment que par raisonnement scientifique. Dès maintenant, si nous ne voulons pas nous en tenir trop exclusivement à ce domaine traditionnel des crises, c'est un travail de critique qu'il va nous falloir essayer, et de triage en même temps. Il s'agit de voir, si dans des catégories morbides toutes différentes des maladies infectieuses, nous trouverons des processus analogues aux processus critiques, et que l'on puisse leur comparer sans rapprochement trop forcé.

Voici, par exemple, un premier groupe d'espèces morbides, caractérisées essentiellement par un trouble continu de la nutrition (1), et en outre par des réactions paroxystiques phlegmasiques et fébriles ; j'ai nommé le rhumatisme articulaire aigu et la goutte. Peut-on les considérer comme des maladies à crises ?

Pour le rhumatisme articulaire aigu, nous ne le pensons pas. Nous ne voyons rien dans les allures irrégulières et capricieuses de l'attaque, dans sa fièvre acyclique, dans ses déterminations viscérales multiples, qui puisse donner l'idée d'une terminaison critique. Les sueurs profuses qui accompagnent si habituellement l'attaque ne sont pour le malade ni un soulagement, ni un signe de guérison, loin de là, et M. Vulpian a montré qu'il y avait plutôt avantage à les modérer ou à les supprimer, au moyen de l'atropine par exemple.

Nous ne connaissons pas non plus assez la nature de la polyarthrite fébrile, ni les troubles dyscrasiques qui peuvent la préparer, pour être autorisés à la considérer comme une décharge critique. Toute analogie de ce genre nous paraîtrait peu fondée.

Mais pour la goutte articulaire aiguë, il en va tout autrement. Ici, le paroxysme n'est que l'explosion brutale d'un état dyscrasique longuement préparé ; mais déjà bien des

______

(1) BOUCHARD, *Maladies par ralent. de la nut.,* 1882.

signes précurseurs permettaient presque de le prévoir.

Sans vouloir refaire ici cette histoire si vraie et si profondément instructive du futur goutteux, rappelons seulement d'un mot quelques-uns de ces accidents prémonitoires (1) que les cliniciens nous ont retracés : éruptions cutanées, urticaire, fluxions catarrhales aiguës de l'enfance; migraine, asthme, eczéma sec ou acné pustuleuse de l'adolescence, dysménorrhée, dyspepsie nerveuse, vertige stomacal pouvant revêtir toutes les apparences du vertige labyrinthique, congestion et flux hémorrhoïdaire, sable urique ou gravelle rénale; que d'accidents disparates en apparence, et cependant réunis par une pathogénie commune, et expression d'une même dyscrasie ! « Bien avant que l'articulation qui sera frappée ait encore rien éprouvé, toute l'économie était en proie à la diathèse dont elle est imprégnée : *totum corpus est podagra* (2). »

Eh bien, le dénouement de cette longue suite d'accidents prémonitoires, c'est l'accès de goutte articulaire aiguë. Et cet accès lui-même n'est plus, comme dans le rhumatisme articulaire aigu, indéterminé dans sa marche et sa durée; il est presque cyclique. La fièvre qui l'accompagne est une vraie fièvre goutteuse (3), qui évolue pour son compte, peut s'élever jusqu'à 40 ou 41 degrés, maximum qu'elle atteint vers le cinquième jour, puis elle diminue graduellement par oscillations régulières, pour revenir à la normale du douzième au quatorzième jour.

---

(1) TROUSSEAU, *Clin. Méd.*, t. III, p. 320.— BOUCHARD, *loc. cit.*, p. 284 — RENDU, *Dict. Encyclop.*, art. GOUTTE, p. 55. — LECORCHÉ, *Traité théor. et prat. de la goutte*, p. 232.

(2) TROUSSEAU, *loc. cit.*, p. 322.

(3) BOUCHARD, *loc. cit.*, p. 297.

Une fois cet accès terminé, le goutteux retrouve l'intégrité de sa santé, et même se porte souvent mieux qu'auparavant. L'accident aigu « marque la fin d'un état de malaise et le retour aux conditions physiologiques. C'est à de telles maladies qu'on a donné avec raison le nom de maladies salutaires... L'accès terminé, le goutteux a des mois, parfois une année entière de tranquillité » (Bouchard). Au point de vue purement clinique, l'accès de goutte aiguë est donc, en même temps que symptôme, effort curateur de la maladie goutteuse. Il ne l'est pas moins par ses conséquences physiologiques ; par la fièvre il active des mutations nutritives habituellement ralenties ; par la fluxion articulaire il détruit sur place l'acide urique surabondant, ou le précipite et le chasse pour ainsi dire de l'économie sous forme de tophus goutteux.

Ce que nous venons de dire de l'accès goutteux aigu, nous ne pourrions le dire qu'avec bien plus de réserve pour la goutte invétérée, torpide, à accès irréguliers et traînants. Ici il n'y a plus que des crises ébauchées, avortées, insuffisantes à rétablir l'état de santé. La maladie aiguë est devenue maladie chronique, et incapable, par cela même, d'être jugée par des syndromes critiques.

On peut rapprocher de l'accès de goutte aiguë d'autres syndromes paroxystiques ou fluxionnaires, qui en sont presque des équivalents en pathologie générale : tels, par exemple, les accès de migraine, les congestions hémorrhoïdaires, pour ne citer que les types les plus nets du genre. Il se fait là de véritables crises par fluxion hémorrhagique, ou par réaction nerveuse, crises douloureuses, qui peuvent même dépasser le but et devenir excessives, mais qui, une fois qu'elles ont évolué, font bénéficier le goutteux d'une véritable détente névropathique ou vasculaire.

Si, dans tous ces cas, la détente n'est que passagère, c'est que le trouble des mutations nutritives persiste, et ramène tôt ou tard la même série morbide, à moins qu'un traitement diathésique approprié n'intervienne.

V

Si la nature critique des accès de goutte ou de migraine est admissible au point de vue de la pathologie générale, que devons-nous penser de certaines affections caractérisées à la fois par des manifestations symptomatiques bruyantes et affectant la forme de réactions nerveuses paroxystiques, et en même temps par un trouble intime de la nutrition organique et du dynamisme nerveux? Je veux parler de l'épilepsie et de l'hystérie.

Dire que l'accès épileptique est une crise, qu'il juge et dénoue l'état morbide, paraît d'abord plus paradoxal qu'exact; on ne peut oublier que l'accès est ici, d'abord et avant tout, le symptôme de la maladie, qu'il semble même être la maladie tout entière; plus l'épileptique a d'accès, plus son état est grave, et prévenir ces accès, les diminuer de nombre ou d'intensité constitue le but thérapeutique poursuivi.

Et cependant, malgré la valeur de ces objections qui s'offrent immédiatement à l'esprit, on ne peut s'empêcher de reconnaître que l'accès épileptique, bien loin d'être toute la maladie, n'en est que la conséquence extérieure, la détente pour ainsi dire. Dans l'intervalle des attaques, le système nerveux de l'épileptique n'est pas au repos; il se charge peu à peu, emmagasine des forces de tension latentes, jusqu'au jour où l'explosion éclate. On peut en citer comme preuve ce fait, d'observation journalière dans les asiles d'épileptiques, que bien des malades, dans les jours qui précèdent leur accès, deviennent tristes, sombres, ou violents et querelleurs, pour redevenir tranquilles et sociables dès que l'attaque, ainsi préparée, les a déchargés.

Que si, par le traitement bromuré, on a éloigné ou fait cesser les attaques, la guérison n'est cependant pas obtenue; elle existe bien au point de vue social et personnel, elle n'est qu'apparente au point de vue médical. Que le traitement soit en effet brusquement suspendu, et l'on verra souvent l'épileptique liquider son arriéré, suivant l'expression de M. Legrand du Saulle, et tomber dans un état de mal auquel il peut même succomber.

Tout ce que nous venons de dire de l'épilepsie peut se dire, et même avec plus de raison peut-être, pour l'hystérie. Là aussi, les malades qui sont excitées et insupportables pendant plusieurs jours avant l'attaque, offrent un état mental très supérieur à la suite de la décharge nerveuse. Bien plus, les accidents nerveux les plus divers, contractures, paralysies, aphonie, spasmes rhythmiques, rétention d'urine, etc., peuvent guérir instantanément à la suite d'une attaque convulsive, qui fait vraiment alors fonction de crise dans l'acception classique du mot.

Et ici encore, de même que pour l'épilepsie, la décharge dynamique est nécessaire, presque fatale. Nous pouvons l'enrayer, en reculer la date, au moyen du compresseur de l'ovaire par exemple, mais la crise n'est que différée. « Une de nos malades, dit Féré (1), après avoir, sous les menaces permanentes de l'attaque, gardé le compresseur pendant plus de vingt jours, put l'enlever sans avoir d'attaque; mais, au lieu de rester deux semaines ou plus sans éprouver de nouvelles menaces, comme cela lui arrivait lorsqu'elle avait été déchargée par une attaque, il lui fallut reprendre le bandage au bout de cinq jours. Ce fait montre que l'action de la compression est surtout suspensive. »

Ainsi, dans ces deux grandes névroses, l'accès paroxystique semble le dénoûment obligé de l'accumulation nerveuse croissante; nous pouvons lui opposer une digue, mais tôt ou tard cette digue est rompue et la débâcle survient. Une fois le paroxysme passé, la maladie retombe dans sa période latente. Si la crise n'a eu qu'un effet temporaire, c'est que la cause morbide subsiste, dans le dynamisme nerveux perverti, probablement aussi dans la nutrition déviée.

D'autres analogies non moins frappantes relient entre elles l'épilepsie et l'hystérie; l'étude des modifications que subit la sécrétion urinaire, à la suite et du fait même des attaques, va nous en fournir de nouvelles preuves.

Pour l'épilepsie, on peut noter après l'attaque une polyurie claire, avec augmentation notable de l'urée, d'après Parkes, Gibson, Echeverria; l'acide urique ne paraît pas modifié.

Quant à l'albuminurie, malgré les affirmations de Huppert qui la regarde comme constante après l'attaque com-

____

(1) Féré, *Arch. de Neurol.*, n° 8 1882, p. 46 du tir. à part.

plète ou avortée, il semble avéré qu'elle n'est qu'un symptôme irrégulier, inconstant, qui, chez un même malade, tantôt se montre et tantôt fait défaut, quelle que soit l'intensité des attaques antécédentes. Les recherches de Karrer (1), de Otto (2), de Kleudgen (3), de Saundby (4), de Féré (5), en ont donné la preuve.

A plus forte raison en est-il de même de la glycosurie signalée par Reynoso et Heller, contestée depuis par Michéa, Delasiauve, Reynolds, Ebstein, Nothnagel. Dans un cas seulement, Echeverria a pu la constater. .

Même polyurie aqueuse, ou hydrurie, à la suite des attaques d'hystérie et surtout de petite hystérie; une seule miction peut alors évacuer un litre et même plus de ces urines nerveuses (Féré).

Ce qui semble plus caractéristique, c'est le changement de proportion du phosphore incomplètement oxydé dans l'urine à la suite des attaques d'épilepsie ou de grande hystérie.

Les recherches cliniques et chimiques de MM. Lépine et Jacquin (6) ont montré que chez certains épileptiques, dans l'intervalle des attaques, le rapport de l'acide phosphorique à l'azote est moins élevé que normalement; que, chez ces mêmes malades, immédiatement après l'attaque ce rapport s'élève d'une manière notable. Et ce n'est point là un fait de simple travail musculaire, car même après un vertige épileptique ou une menace d'attaque, le rapport

(1) Karrer, *Berlin. Klin. Woch.*, 1875.
(2) Otto, *Berl. Klin. Woch.*, 1876, p. 609.
(3) Kleudgen, *Arch. f. psych.*, Bd. XI, H. 2., p. 478.
(4) Saundby, *Med. Times and Gaz.*, 1882.
(5) Féré, *Arch. de Neur.*, 1884. N° 20, p. 6 du tir. à part.
(6) Lépine et Jacquin, *Rev. mens. de M. et de Chir.*, 1879, p. 449, 716, 959.

s'élève encore, par le fait surtout d'une augmentation des phosphates terreux.

De plus, chez l'homme à l'état normal (1), pour 100 parties d'azote, il y a dans l'urine des 24 heures moins de 20 parties d'acide phosphorique à l'état de phosphates, et en général moins de 25 centigrammes d'acide phosphorique produit, le phosphore incomplètement oxydé ne représentant pas beaucoup plus de 1 pour 100 du phosphore total.

Or, chez des épileptiques ou hystéro-épileptiques, ce rapport peut, à la suite des attaques, être extrêmement modifié (2) : par rapport à l'azote, on peut noter une augmentation fort sensible de l'acide phosphorique et du phosphore incomplètement oxydé, ce dernier atteignant le triple de l'état normal, et pouvant représenter plus de 2 pour 100 du phosphore total.

Des résultats analogues ont été obtenus également, au point de vue de la phosphaturie consécutive aux attaques épileptiques, par Mairet (3) et par Lailler (4).

Si nous avons cité avec quelques détails ces recherches un peu techniques, c'est parce qu'elles ont le grand mérite de nous faire voir que, dans l'épilepsie ou la grande hystérie, il y a, derrière la névrose convulsive, un trouble intime de la nutrition qui peut, jusqu'à un certain point peut-être, préparer les voies aux paroxysmes nerveux, en motiver les explosions, créant ainsi une sorte de rapprochement analogique entre ces espèces morbides et la maladie goutteuse.

(1) Lépine et Eymonnet, *C. R. Soc. Biol.*, 1882, p. 622.
(2) Lépine, Eymonnet et Auber, *C. R. Ac. Sc.*, 1884, t. I, p. 238.
(3) Mairet, *Soc. Biol.*, 5 juillet 1884.
(4) Lailler, *C. R. Ac. Sc.*, 6 octobre 1884.

En matière de pathologie mentale, disons-le en un mot, il n'y a pas de crises. Si parfois des accès délirants peuvent disparaître à la suite d'une affection intercurrente aiguë (1), on peut voir que ces états ont suivi le plus souvent une marche régulière, et qu'ils ont guéri, on peut dire, malgré la complication. Rien d'analogue non plus aux crises dans la paralysie générale, bien qu'autrefois M. Baillarger ait essayé de la traiter par des injections irritantes de nitrate d'argent dans les tissus sous-cutanés, pour amener des abcès et provoquer ainsi, croyait-il, des mouvements critiques.

VI

Passons maintenant, pour continuer notre enquête, à une catégorie toute différente de formes morbides, aux maladies constituées, suivant l'expression de M. le professeur Bouchard, par les *dystrophies élémentaires primitives*.

Ici, la cause morbide n'agit ni par infection microbienne, ni en engendrant un trouble continu de la nutrition ni en provoquant des réactions nerveuses; elle vient directement actionner l'élément anatomique, le soumettre à des influences physico-chimiques pernicieuses ou destructrices.

(1) Fiedler (*Deut. Arch. f. Klin. Med.*, t. XXVI, 1880, p. 274) a publié quatre cas personnels, et une bibliographie très riche de maladies fébriles (variole, scarlatine, rougeole, fièvre récurrente, pneumonie, érysipèle...) qui semblent avoir influencé des psychoses antécédentes, et joué le rôle de crise en amenant quelquefois la guérison, souvent l'amélioration de l'état mental.

Des actions purement physiques, nous n'avons rien à dire ; il est clair que l'on n'a pas à parler de crises en matière de brûlures, de congélation, de coup de soleil, etc.

Il semble, en revanche, exister de véritables terminaisons critiques, et surtout sudorales, dans l'ensemble des phénomènes provoqués par le coup de froid : laryngo-bronchite, angine érythémateuse, myalgies rhumatismales, etc. C'est dans les cas de ce genre que les boissons chaudes et alcooliques, comme le conseillait Laënnec (1), peuvent, par la congestion cutanée et diaphorétique qu'elles provoquent, amener une défervescence rapide. Mais la pathogénie de ces affections légères est complexe, elle comporte à la fois et des réactions nerveuses et probablement des altérations humorales, dont le coup de froid a plutôt déterminé la mise en branle qu'il n'en a été la cause réelle.

En est-il de même pour les accidents causés par les différents poisons ?

Dans ce groupe nosologique si vaste, de larges éliminations paraissent faciles, et l'on peut dire que les intoxications par poisons végétaux ou minéraux ne donnent pas lieu à des syndromes critiques. On ne saurait, en effet, sans abus de langage, considérer comme tels les vomissements, par exemple, ou la diarrhée qui rejettent une partie du poison ingéré, ni les sueurs froides, ou les éruptions toxiques, ou les hémorrhagies qui peuvent survenir en bien des cas. Ce ne sont là que des conséquences physiologiques de l'action variée des poisons.

____

(1) *Traité de l'Ausc. méd.*, édit. de la Fac., p. 102.

On peut encore éliminer, croyons-nous, les accidents toxiques causés par le venin des serpents, c'est-à-dire par un mélange complexe d'alcaloïdes et d'autres matières azotées, extractives, incristallisables et non basiques, qui ont une bien plus grande toxicité et forment la partie essentiellement active du venin des ophidiens (1).

Mais où la question devient plus délicate à résoudre, c'est en matière d'intoxications putrides, et surtout d'auto-intoxications.

Voici, par exemple, un étudiant en médecine qui, à la suite de travaux prolongés d'amphithéâtre, est pris de malaise général, de frissonnements, de léger mouvement fébrile avec catarrhe gastrique. Puis survient brusquement une débâcle des selles diarrhéiques remarquablement fétides, ayant presque l'odeur de la macération anatomique, et aussitôt tous les accidents toxiques disparaissent; le poison s'est éliminé par l'émonctoire intestinal.

Malgré les apparences critiques d'une pareille terminaison, on ne doit voir là qu'une élimination massive d'un poison putride ; ce qui manque, pour constituer une crise véritable, c'est le travail intime qui précède et prépare l'effort curateur ; des cas de ce genre forment transition entre la crise réelle des maladies infectieuses et le simple rejet des substances toxiques ingérées. Ici, comme en tant d'autres régions nosologiques, la frontière reste mal délimitée.

Mêmes incertitudes pour ces deux syndromes typiques

____

(1) A. Gautier, *Sur le venin du Naja Tripudians* (*Bull. Ac. de Méd.* de Paris, 2º s., t. X, p. 947). — *Ibid., Discus.*, t. X, p. 599. — *Ibid.*, t. XV, p. 133. — De Lacerda, *Leç. sur le ven. des serp. du Brésil.* Rio-de-Janeiro, 1884.

des auto-intoxications (1), des auto-typhisations (2) :
l'urémie, l'ictère grave.

Un malade est atteint de néphrite interstitielle, sa dépuration urinaire, depuis longtemps insuffisante, vient
encore à baisser, il est en imminence d'urémie cérébrale ;
tout à coup, il est pris d'une épistaxis abondante, et
immédiatement les accidents cérébraux disparaissent, l'é-
quilibre normal semble rétabli pour un temps ; ou bien
encore, c'est à la suite de l'établissement d'une diarrhée
séreuse que l'amélioration se produit.

Peut-on assimiler à des crises de pareils incidents ? Ce
serait peut-être trop s'arrêter à l'aspect extérieur des
choses et au résultat obtenu. De tels épiphénomènes
sont, dans le cours de la néphrite chronique, purement
contingents, ils sont symptômes et effets de la maladie,
ils ne la jugent pas, ne font pas partie intégrante de son
évolution ; ce sont des accidents heureux, rien de plus ;
et l'épistaxis, due à la dégénérescence des petits vais-
seaux, à l'hypertrophie cardiaque, à la dyscrasie, n'est
pas plus critique que la saignée que nous pratiquons en
pareil cas, et qui elle aussi amène une sédation momen-
tanée des symptômes toxiques.

On ne peut pas davantage considérer comme critiques les éruptions diverses signalées depuis peu
d'années au cours des néphrites chroniques, et notamment l'érythème papuleux urémique, ou *roséole urémique* ;
qu'on parcoure les observations publiées par Huet (3),

(1) BOUCHARD, *Sem. méd.*, 1885, p. 395.
(2) M. PETER, *Clin. méd.*, t. II. Acad. de Méd., 2 février 1886. —
A. GAUTIER, *loc. cit.*
(3) HUET, *Éryth. papul. uræm.* — *Anal. in Arch. f. Derm. und
Syph.*, 1870, p. 615. — *Et. Viertelj. f. Derm. und Syph.*, 1883, p. 134.

Bruzelius (1), Merklen (2), Quinquaud (3), et dans toutes l'on verra la roséole se développer lentement au cours d'accidents urémiques confirmés, et toujours au moment où les troubles urinaires sont les plus intenses.

Ces éruptions ne coïncident même pas avec un effort éliminateur vers la peau; car, dans les cas où la suppléance des reins par la peau est manifestée par l'apparition de véritables sueurs d'urée, les éruptions ortiées ou rubéoliques, ainsi que le prurit qui les accompagne, font absolument défaut.

Quant à ces éliminations de givre d'urée par la peau, Bartels (4) les a vues se produire peu avant l'apparition des convulsions ou du coma, c'est-à-dire en pleine saturation toxique de l'économie; ce sont de vraies éliminations par trop-plein.

L'*ictère grave*, dans sa forme primitive et peut-être infectieuse, ou dans sa forme secondaire, nous offre, après l'urémie, le plus beau type des maladies par autotyphisation. Mais on sait aujourd'hui que sa terminaison n'est pas fatalement mortelle, et que, dans les cas qui doivent guérir, la mutation favorable s'annonce presque toujours par une crise urinaire, à la fois polyurique et azoturique.

Outre les faits réunis dans la thèse de Mossé (5), des observations analogues ont été publiées depuis par

---

(1) BRUZELIUS, *On eryth. uræm. Nord Med. Arkiv.*, t. XIII, n° 24, 1881.

(2) MERKLEN, *De l'Anurie.*, Th. de Paris, 1881.

(3) THIBIERGE, *Ann. de Dermat. et de Syphil.*, 1885.

(4) BARTELS, *Les Mal. des reins*, trad. fr., 1884, p. 125.

(5) MOSSÉ, *Étude sur l'ict. grave*, Paris, 1879.

MM. Raymond (1), Lancereaux (2), Rondot (3); on compte actuellement environ 35 cas publiés d'ictère grave sporadique guéri.

Or, dans les cas où la température a pu être prise dès le début, on a vu la fièvre atteindre rapidement son acmé, et s'y maintenir avec des oscillations vespérales plus ou moins marquées entre 38° et 39°. Du 8e au 10e jour, dans plus de la moitié des cas, une défervescence brusque se produit, la température redevient normale ou même hypothermique, le pouls retombe à son taux physiologique.

Dans l'autre moitié des cas, la défervescence est lente et graduelle, ou déformée par des complications telles qu'un érysipèle, des parotidites, etc.

Pendant toute la période d'état de la maladie, les urines sont rares ou presque supprimées, et ne contiennent plus que de très faibles proportions d'urée, parfois quelques centigrammes à peine. Mais au moment où se produit la crise urinaire, les urines redeviennent abondantes, de 2 à 3 litres environ, et renferment de grandes quantités d'urée, jusqu'à 50 grammes par 24 heures. L'albumine diminue ou disparaît, le foie reprend ses dimensions, les matières fécales redeviennent colorées, le malade est hors de danger, sauf rechute ou complications nouvelles.

Des faits de ce genre ont été vus non seulement comme cas sporadiques, mais même en pleins foyers épidémiques (4).

On ne saurait donc trop insister sur le caractère de

(1) RAYMOND, *Rev. Méd.*, 1881, p. 717.
(2) LANCÈREAUX, *Rev. Méd.*, 1882, p. 605.
(3) RONDOT, *Gaz. hebd. des Sc. Méd. de Bord.*, 1884, p. 487.
(4) ARNOULD et COYNE, *Gaz. hebd. de Paris*, 1878, p. 156.

C.   6

crise favorable que présente cette polyurie azoturique dans l'ictère grave.

Quant aux éruptions polymorphes qui ont été observées, érythème circiné, ortié, scarlatiniforme, morbilliforme, etc., elles nous paraissent simplement d'origine infectieuse ou toxique, et ne méritent pas d'être considérées comme critiques. Il en est de même pour les hémorrhagies diverses, épistaxis, entérorrhagie, etc...

Dans une maladie qui semble liée à l'ictère grave épidémique de nos pays par d'étroites analogies, dans la *fièvre jaune,* on peut observer des phénomènes critiques assez semblables à ceux que nous venons de décrire, et qui annoncent également la guérison : rémission fébrile, le plus souvent par lysis, diurèse, sueurs abondantes. Mais la pathogénie de la fièvre jaune nous est encore trop peu connue, pour que nous puissions interpréter le mécanisme et la valeur de ces phénomènes.

Nous pouvons donc conclure de tout ce qui précède que, dans l'ictère grave, la terminaison par crise semble réelle, et qu'il y a là une démarcation nosologique assez nette entre les intoxications d'origine hépatique et rénale.

L'ébauche de ces crises urinaires se montre du reste même dans les cas d'ictère catarrhal bénin (1), où l'on voit simultanément la fièvre tomber, les urines devenir très abondantes et chargées d'urée, et les matières fécales se décolorer.

(1) A. CHAUFFARD, *Contrib. à l'ét. de l'ict. catar. (Rev. de Méd.,* 1885, p. 9.)

VII

Nous sommes loin, dans les pages qui précèdent, d'avoir fait une revue complète des maladies où l'on peut constater, ou discuter tout au moins, l'existence des crises. Plus d'une fois nous avons dû rester dans le doute, faute de documents suffisants ou de notions pathogéniques définitives.

Et cependant, de la longue discussion qui a rempli ce chapitre, il faut tirer une conclusion, il faut nous demander comment il se fait que tant d'états morbides, si divers dans leur origine, leurs symptômes, leur évolution, aient cette tendance commune à se juger plus ou moins complètement sous forme d'incident paroxystique ou soudain, pourquoi la maladie affecte si souvent ces brusques allures, ces mutations inattendues?

C'est qu'ici nous sommes en présence non plus seulement d'une loi d'observation clinique, mais presque d'une loi de biologie générale. Chez les êtres supérieurs, les mutations nutritives, avec toutes leurs conséquences fonctionnelles et dynamiques, s'effectuent d'une manière discontinue et saccadée, par des alternatives de plus et de moins, d'activité et de repos. Le sommeil, la veille, l'alimentation, le travail ou la réparation sont soumis à des influences à retour régulier. Il en résulte pour les diverses fonctions de l'économie une certaine périodicité presque rhythmique, et la température du corps par exemple, les oxydations nutritives, la fréquence du pouls, passent dans un même nycthémère par une série de maxima et de minima réguliers dans leur retour. Bien plus, d'après M. le professeur Lépine (1), ces mêmes phénomènes physiologiques sont soumis, chez le sujet sain, à une périodicité plus longue, du *type tierce* le plus souvent, plus rarement du type quarte. Tous les deux jours, par exemple, les courbes graphiques permettent de constater une augmentation de l'excrétion de l'urée, une température centrale un peu plus élevée, un pouls plus fréquent, l'ensemble des conditions ambiantes du sujet restant naturellement le même.

De même, par des pesées régulières, Paul Bert a montré que l'augmentation de poids des jeunes cobayes se faisait suivant une ligne ascensionnelle brisée.

Il y a donc là un fait très général, un mode spécial de l'activité organique à l'état sain. Il est permis de supposer que l'état de maladie ne fait qu'accentuer cette tendance, et qu'ici encore, suivant la célèbre loi de Claude Bernard, la fonction pathologique n'est que la fonction physiologique pervertie ou déviée.

On s'expliquerait mieux ainsi pourquoi les mutations critiques ou similaires sont si fréquentes dans les maladies; pourquoi les décroissances graduelles même, qui s'opèrent par lysis, se font par une série de petites défervescences incomplètes et brisées, et non par une courbe régulière de descente ininterrompue.

Le procédé de mutation par crises plus ou moins complètes ou ébauchées nous apparaîtrait ainsi dans toute son importance, c'est-à-dire presque comme une loi biologique, dans le domaine de la vie pathologique aussi bien que de la vie normale.

____

(1) Lépine, *Soc. des Sc. Méd. de Lyon*, 1882, 2ᵉ sem.

CHAPITRE IV

PATHOGÉNIE ET PHYSIOLOGIE PATHOLOGIQUE DE LA CRISE
ET DES SYNDROMES CRITIQUES

1° La Crise.

Nous avons vu, dans les chapitres qui précèdent, comment se présentaient en clinique les phénomènes dits critiques, au cours de quels états morbides ils apparaissaient, et sous quelles formes. Cet ensemble de notions purement descriptives et symptomatiques pourrait presque suffire aux exigences de la pratique médicale ; mais il ne saurait satisfaire l'esprit. Nous devons essayer d'aller plus loin, et d'aborder ce problème si délicat de physiologie pathologique : quelle est la nature intime de la crise ? comment peut-on aujourd'hui comprendre le mécanisme pathogénique et la valeur clinique des phénomènes qui en accompagnent et décèlent l'évolution ?

Il va sans dire que nous n'envisagerons dans ce chapitre que la crise telle qu'elle se présente dans les maladies aiguës, telle que nous l'a transmise d'âge en âge la tradition hippocratique. Si en effet de réelles analogies rapprochent de la crise ainsi comprise les décharges humorales ou fonctionnelles qui surviennent au cours de maladies par trouble continu de la nutrition soit agissant seul, soit plus souvent accompagné de réactions nerveuses paroxystiques, il n'en est pas moins vrai que vouloir aller au delà et substituer à cette analogie une homologie réelle serait aller trop loin, et ne permettrait d'aboutir qu'à une pathogénie trop compréhensive et par cela même trop vague. Retenons donc, de l'exposé critique que nous avons fait plus haut, cette notion qu'il semble y avoir là, dans des catégories morbides toutes différentes, une certaine similitude dans les procédés employés par l'effort curateur, et n'y cherchons qu'une preuve de plus de l'unité fonctionnelle de l'organisme à l'état de maladie comme à l'état de santé.

I

Qu'est-ce donc que la crise dans les maladies aiguës? Depuis bien longtemps la question est posée, et posée très nettement : « On s'est beaucoup égayé sur le compte de ce système des crises, écrivait dans sa thèse d'agrégation M. le professeur Charcot (1); nous n'avons pas la prétention de le faire revivre; mais ne renferme-t-il pas cependant un fond de vérité? Pendant le cours d'une maladie aiguë, la désassimilation se fait d'une manière active, tumultueuse même; cependant les excrétions s'opèrent mal ou ne s'opèrent pas; les produits qu'elles devaient

(1) CHARCOT, *De l'expectation en Médecine.* Th. agrég. Paris, 1857, p. 36.

éliminer sont retenus et s'accumulent dans le sang, dont
la contamination provient ainsi d'une double origine. Cet
état, jusqu'à un certain point compatible avec l'accomplis-
sement des phénomènes morbides, doit cesser lors du rétablissement des fonctions normales : dès lors, l'élimination se fait par l'un ou par l'autre des procédés admis par
les anciens... En partant de cette vue, on pourrait peut-
être arriver à une interprétation vraiment scientifique d'un
bon nombre de ces phénomènes qu'on désigne sous le
nom de *critiques*, et qui ont tant préoccupé nos aïeux. Et
en particulier, l'étude chimique des évacuations, comparée à celle du sang à l'époque des crises et aux différents
temps de la maladie, serait, nous n'en doutons pas, de nature
à jeter le plus grand jour sur une question si débattue. »

Pouvons-nous aujourd'hui faire un pas de plus, et résoudre le problème ainsi formulé ?

Il convient, tout d'abord, de bien établir une distinction
fondamentale entre ce travail intime et caché qui dénoue
la maladie aiguë et constitue la *crise* proprement dite,
et d'autre part ces phénomènes sécrétoires ou congestifs,
désignés sous le nom d'*actes critiques*, et qui ne sont que
les manifestations, les projections au dehors pour ainsi
dire, de l'acte curateur lui-même.

Ces actes critiques ne sont pas, comme l'ont si souvent
fait supposer les apparences, la partie essentielle de la solution morbide ; ce ne sont pas eux, en eux-mêmes, qui
mettent un terme à l'évolution pathologique ; ils ne gué-
rissent pas la maladie, mais ils surviennent parce qu'elle
est déjà guérie. Ils sont effet et non cause.

Tout d'abord, leur intensité, leur existence même ne
sont pas chose constante et obligatoire. Que de fois ne

voyons-nous pas, surtout chez les enfants (1), la défervescence fébrile n'être accompagnée que de phénomènes critiques à peine appréciables! Et d'autre part, quel manque absolu de proportion entre l'activité du processus morbide qui se dénoue et le degré des phénomènes dits critiques!

De plus, ces phénomènes critiques, nous sommes, dans une certaine mesure, maîtres de les produire à notre gré. Nous pouvons provoquer chez un fébricitant une crise sudorale, nous pouvons même faire tomber sa température au chiffre normal, et l'action de nos antipyrétiques est aujourd'hui assez sûre pour que l'on puisse faire évoluer une pneumonie, une fièvre typhoïde, un érysipèle, presque sans un jour de fièvre. Mais, derrière cette apyrexie forcée et tout artificielle, le processus continue, dissimulé simplement, non supprimé; c'est même une question de savoir si le malade retire un réel bénéfice d'une pareille intervention.

Ces distinctions et ces réserves, on peut les faire sans diminuer en rien la valeur symptomatique et pronostique des phénomènes critiques, ou plutôt *postcritiques*. La suite de cette étude nous le montrera.

II

Si donc la crise n'est constituée, dans son essence intime, ni par la défervescence fébrile, ni par telle ou telle modification quantitative ou qualitative des excrétions, ni par les éruptions cutanées, ni par aucun de ces phé-

(1) Damaschino, *loc. cit.*

nomènes symptomatiques que nous avons étudiés; si, d'autre part, nous ne voulons pas nous en tenir à une définition qui n'en vise que le résultat final, l'effet curateur, c'est à la physiologie pathologique elle-même des maladies à terminaisons critiques, que nous devons nous adresser.

Or reprenons la série des maladies typiques où nous avons vu apparaître ce fait de la crise terminale; pneumonie, érysipèle, variole, scarlatine, rougeole, fièvre paludéenne ou récurrente, etc., toutes appartiennent à une même famille morbide, et relèvent d'un processus pathogénique commun, l'*infection*. Pour toutes, sans doute, l'agent infectant n'est pas encore nettement isolé et démontré; mais les résultats déjà acquis, et que chaque jour vient accroître, rendent aujourd'hui une telle synthèse plus que vraisemblable.

Si la cause première, dans les maladies que nous étudions, est un agent figuré et très probablement parasitaire, que devient cet agent au moment de la crise, et dans quelle mesure interviennent ses conditions de vitalité ou de mort?

Pour répondre à cette question capitale, prenons un exemple, tout à fait démonstratif, croyons-nous : voyons ce qui se passe dans la *fièvre récurrente*.

La fièvre récurrente, ou typhus récurrent, ou *relapsing fever* des auteurs anglais, est une maladie inconnue dans nos pays, assez commune en Angleterre et en Allemagne, survenant en général sous forme de foyers épidémiques qui se créent et se propagent par transmission et importation directe (1).

(1) GRIESINGER, *Traité des Mal. infect.*, Paris, 1877, p. 464. — MURCHISON, *A Treatise on the cont. fevers*, Londres, 1862, p. 353.

Au point de vue clinique, la maladie a une évolution toute spéciale ; elle procède par une série d'accès violents séparés par des rémissions plus ou moins prolongées.

Le *premier accès* a un début subit ; il s'accompagne de fièvre vive, de symptômes généraux intenses, d'hyperesthésie douloureuse des masses musculaires, de tuméfaction de la rate et du foie, avec subictère, fuliginosités des lèvres dans les cas graves, oppression, malaise et agitation extrême, parfois même délire. Le pouls varie de 120 à 140.

Puis brusquement, vers le septième jour, rémission subite, bien-être général, sueurs abondantes, tantôt de quelques heures seulement, tantôt de un à deux jours, polyurie, retour du pouls au taux normal.

Cette période intercalaire peut ne durer que quatre jours, mais varie souvent de un à deux septénaires.

Le *second accès* est constitué comme le premier, mais moins intense en général, et moins prolongé ; il se termine au bout de trois à quatre jours par une nouvelle crise aussi subite que la première, définitive le plus souvent. Exceptionnellement le nombre des accès successifs s'est élevé jusqu'à quatre ou même cinq (Litten).

Or, dans aucune autre maladie aiguë, peut-être, la crise n'est, suivant l'expression de Griesinger, « aussi solennelle » que dans le typhus récurrent.

La défervescence absolument brusque est la règle. Elle a été notée par Weissenberg (1) dans 19 cas observés à la Clinique infantile de Henoch à Berlin.

Dans une épidémie étudiée à Dresde en 1879, Müllendorf (2) a observé sur 60 malades 143 défervescences brus-

______

(1) J. Weissenberg, *Jahr. für Kinderheil.*, 15 décembre 1873.
(2) Müllendorf, *Deutsch. Med. Woch.*, 1879, p. 620.

ques et seulement 3 lysis. La chute thermométrique s'effectuait en 5 à 8 heures environ, et était en moyenne de 5°,3. Un des malades a même eu une défervescence critique de 8° 1/4 ; il est vrai qu'il est ainsi tombé dans le collapsus algide et a succombé.

Comme phénomènes critiques, outre la diaphorèse abondante, on a signalé fréquemment des épistaxis, de l'herpès des lèvres, des vomissements ou de la diarrhée.

Enfin, et pour que rien ne manque au tableau, la *procrise* est également très nette dans beaucoup de cas de fièvre récurrente. La veille du jour où la fièvre va subitement tomber, on peut voir survenir soit une *perturbatio critica* avec redoublement des phénomènes généraux et exacerbation fébrile de 1° à 1° 1/2 ; soit au contraire une *pseudocrise*, dont on trouvera un très beau type sur un tracé publié par Werner (1), la température pouvant s'abaisser brusquement de 7°!

Mais cette défervescence pseudocritique n'est pas durable, et au bout de 12 à 24 heures la température remonte à 40° ou au delà, pour revenir définitivement à la normale le lendemain.

Notons enfin que le *poids* des malades diminue dans de bien plus grandes proportions le jour de la crise que les jours précédents, fait à rapprocher des faits de même ordre étudiés par Lorain dans la pneumonie.

(1) C. WERNER, *Deutsch. Med. Woch.*, 1880, p. 333.

III

'Certes, voilà bien, dans la fièvre récurrente, le plus bel exemple que l'on puisse étudier de maladie *à crise complète,* caractérisée à la fois et par la période procritique, et par la défervescence subite, et par les phénomènes variés, locaux et généraux, qui l'accompagnent.

Eh bien, il se trouve que, dans cette même espèce morbide, nous pouvons étudier objectivement, prendre sur le fait, pour ainsi dire, le phénomène intime de la crise, voir quels rapports chronologiques l'unissent aux actes critiques eux-mêmes. Obermeier (1) a montré en effet que, dans le sang des malades atteints de fièvre récurrente existe un parasite spécial, des spirilles longs et grêles (*Spirochœte Obermeieri,* de *Cohn*), qui se meuvent rapidement autour de leur axe longitudinal. Ces microbes sont bien l'agent pathogène de la maladie, car, par injection sous-cutanée, ils ont pu servir à reproduire expérimentalement la maladie chez le singe, ainsi qu'en font foi les recherches de Vandyke Carter (2) à Bombay, et de Koch (3) en Allemagne, chez l'homme même d'après les expériences de E. Wagner (4).

Or les travaux de Heydenreich (5), de Müllendorf (6), de R. Albrecht (7), ont montré que l'accès fébrile du typhus

(1) *Centr. für die medic. Wissensch.,* 1873, n° 10.
(2) Vandyke Carter, *Med. Chir. Trans.,* 1880, p. 79.
(3) Koch, *Deuts. Med. Wochens.,* n°s 16 et 25, Berlin, 1879.
(4) E. Wagner, *Berl. Klin. Woch.,* 1881, n° 1, p. 12.
(5) Heydeinreich, *Dissert. inaug.,* St-Péters., 1876.
(6) Müllendorf, *loc. cit.*
(7) R. Albrecht, *Deut. Arch. f. Klin. Med.,* t. XXIX, p. 77.

récurrent était toujours *précédé* par l'apparition des spirilles dans le sang, que ces éléments disparaissent au contraire *un peu avant la crise,* et font toujours défaut *pendant la défervescence* et les périodes intercalaires.

Leur présence peut même servir à différencier la pseudocrise de la crise véritable; pour faire cette distinction, il faut en effet tenir compte, comme Müllendorf l'a démontré, non seulement de ce que dans la crise définitive l'euphorie est plus complète, et le pouls ramené à son taux normal, mais surtout de ce que *les spirilles du sang se trouvent toujours au moment de la pseudocrise, et jamais au moment de la crise* (1).

Ce fait est si constant, que, dans un cas où une pneumonie intercurrente avait empêché pendant trois jours la défervescence thermométrique de se manifester, les spirilles, malgré la fièvre persistante, manquèrent absolument dans le sang.

En présence de résultats aussi concordants et décisifs, on ne peut s'empêcher de supposer que si les spirilles par leur développement rapide déterminent le paroxysme fébrile, c'est fort probablement à leur disparition subite qu'il faut attribuer la crise, avec les phénomènes si frappants qui l'accompagnent.

Nous avons ainsi, au moins pour ce cas particulier, les éléments d'une interprétation rigoureuse et édifiée sur une base vraiment scientifique, puisqu'il semble démontré que, dans la fièvre récurrente, l'infection spirillaire du sang provoque directement le processus morbide, et le commande dans son évolution et son issue.

Il est vrai que pour la plupart des autres maladies infec-

(1) Motschutkowsky, *Deut. Arch. f. Klin. Med.*, t. XXX, p. 165.

tieuses une démonstration de ce genre est loin d'être donnée, au moins aussi complète ; mais nous avons du moins de sérieuses présomptions.

Prenons, par exemple, la fièvre intermittente paludéenne, cette proche parente du typhus récurrent; elle aussi est, à coup sûr, une maladie à crise bien typique, elle aussi relève presque certainement de l'infection, malgré les contradictions et les erreurs qui rendent, aujourd'hui encore, son histoire bactériologique si obscure. Or un certain nombre de faits nous donnent le droit de supposer qu'à chaque accès fébrile correspond une génération nouvelle de microbes qui viennent infecter le sang, puis meurent par le fait probablement de leur pullulation excessive, ne laissant après eux que des germes sporulaires destinés à se développer ou à rester stériles, suivant que la maladie sera traitée ou abandonnée à elle-même.

Les expériences de Gerhardt (1), de Marchiafava et Celli (2), ont montré que le sang recueilli chez les paludiques pouvait, par inoculation directe à des sujets sains, provoquer des accès intermittents légitimes, et justiciables du sulfate de quinine.

D'autre part, dans un travail récent, Marchiafava et Celli (3) ont décrit, comme agent pathogène du paludisme, une plasmodie qui habiterait les globules rouges, et serait animée de mouvements amœboïdes très énergiques pendant l'accès de fièvre intermittente. Pendant la période d'apyrexie, ces plasmodies sont moins nombreuses et moins agiles. Elles deviennent immobiles, puis dispa-

---

(1) C. GERHARDT, *Zeit. f. Klin. Med.*, 1884, t. VII, p. 372.
(2) MARCHIAFAVA et CELLI, *Annali di Agricolt.*, 1885.
(3) *Iidem, Fortschritte der Med.*, 15 décembre 1885.

raissent quand la maladie guérit soit spontanément, soit par le traitement quinique.

Ces auteurs ont pu étudier ces faits curieux de très près sur un malade auquel ils avaient donné la fièvre intermittente en lui injectant dans les veines 60 centigrammes de sang provenant d'un paludéen à la période d'apyrexie; ils ont assisté ainsi au développement de la plasmodie, ils ont constaté ses mouvements, puis son immobilité et enfin sa disparition.

De tels résultats ont besoin, pour être admis, de nombreuses recherches de contrôle, surtout après les surprises que nous a déjà plusieurs fois ménagées la bactériologie du paludisme. Ils n'en donnent pas moins des indications intéressantes.

Ainsi, dans les deux exemples que nous venons d'étudier, les allures paroxystiques de la maladie seraient fonction d'un mode spécial de vitalité et de reproduction de l'agent pathogène. La crise elle-même serait constituée par la disparition temporaire en définitive de cet agent; nous verrons plus tard comment on peut interpréter les phènomènes qui l'accompagnent.

Si nous envisageons maintenant les maladies infectieuses où la fièvre procède avec une allure plus ou moins continue, pour se terminer également par défervescence brusque, nous serons encore en droit d'arriver à une conclusion très analogue.

Qu'est-ce que la variole, sinon une maladie qui se termine et se juge, dans les cas favorables naturellement, par le fait même de son éruption? Faisons abstraction du processus secondaire, contingent et surajouté, qui sur la fièvre varioleuse initiale peut venir greffer une fièvre de suppuration; il nous reste un processus aigu, cyclique, à défervescence brusque vers le cinquième jour, et que vient terminer l'expulsion au dehors du microbe pathogène, chassé pour ainsi dire vers la périphérie cutanée; tout un appareil de symptômes généraux et de fièvre ardente jugé par l'issue de quelques pustules de varioloïde ou de variole discrète!

De même encore pour l'érysipèle, qui s'étend et gagne sans cesse tant que vit et se propage de proche en proche le streptococcus de Fehleisen. Que celui-ci cesse de vivre, le bourrelet ou zone d'envahissement périphérique s'affaisse, la défervescence et les phénomènes critiques apparaissent.

Pour la pneumonie, la subordination des phénomènes critiques à la mort ou tout au moins à l'arrêt de développement du pneumococcus de Friedländer semble non moins évidente, si l'on tient compte des résultats d'expérimentation clinique récemment obtenus par M. le professeur Lépine (1); dans un cas, notamment, des injections interstitielles d'une solution d'iodure de sodium en plein foyer pneumonique ont provoqué : d'abord une légère exacerbation de la température, c'est-à-dire une véritable *procrise artificielle*, puis une *défervescence définitive* moins de quatre jours après le début de la pneumonie, alors que la résolution locale ne commençait que trois jours plus tard.

____

(1) R. LÉPINE, *Rev. de Méd.*, 1885, p. 1057, et *C. R. Ac. des Sc.*, 10 août 1885.

IV

Sans vouloir pousser plus loin cette série de raisonnements analogiques, il nous semble légitime, dans l'état actuel de la science, de considérer comme très vraisemblable pour les autres maladies infectieuses aiguës ce qui est démontré pour le typhus récurrent, c'est-à-dire pour une des espèces morbides qui réalisent le plus parfaitement le schéma idéal, pour ainsi dire, de la maladie à crises.

On pourrait donc arriver à une définition pathogénique, et dire que : *dans les maladies infectieuses aiguës à terminaison critique, la crise est constituée par l'ensemble des circonstances qui font que, à un moment donné, le microbe pathogène cesse de vivre ou d'influencer l'organisme.*

Cette conception nous explique comment la maladie se trouve ainsi jugée, et l'organisme rendu aux lois de son fonctionnement physiologique ; elle nous ramène, sous une forme saisissante, à cette notion traditionnelle de la médecine hippocratique, la lutte entre le malade et la maladie ; elle nous ouvre des voies thérapeutiques nouvelles, nous le verrons.

Reconnaissons cependant que, pour le moment, nous ne pouvons guère aller au delà d'un énoncé encore un peu vague ; bien des points restent à éclaircir.

Qu'est-ce, par exemple, que cette période si curieuse et si dramatique de la maladie, la procrise? Pourquoi, à la veille d'une défervescence salutaire, ce dernier assaut si soudain, si violent, cette perturbation critique que nous avons notée si communément? que se passe-t-il dans la

C. 7

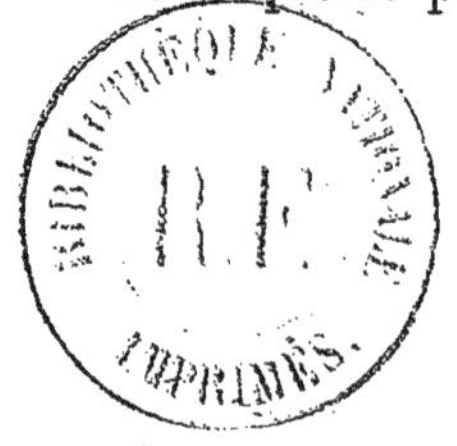

vitalité du parasite ou dans la réaction de l'organisme, qui puisse nous en donner la clef? Et pourquoi d'autre part, à la même période, dans les mêmes états morbides, sans différences appréciables pour nous dans les conditions où se trouve le malade, peut-on observer ces fausses défervescences, ces pseudocrises si trompeuses? Autant de questions actuellement sans réponse.

Nous ne savons pas davantage quelles lois régissent la durée d'une évolution infectieuse dans un cas donné; pourquoi telle pneumonie tournera court au 4e ou 5e jour, sera abortive; pourquoi telle autre envahira successivement les différents lobes pulmonaires, se perpétuera, pendant des semaines ou même des mois, dans une série de foyers successifs. Mêmes incertitudes en matière de fièvre typhoïde, d'érysipèle, etc... L'échéance de la crise reste, pour chaque cas individuel, toujours variable et souvent imprévue.

Pour qu'il en fût autrement, il nous faudrait connaître bien des lois de la biologie microbienne qui nous échappent encore. Pourquoi et comment disparaissent ou meurent les agents pathogènes? Nous ne pouvons répondre que par des hypothèses dont la discussion approfondie nous entraînerait trop loin.

On a dit, en effet, que chaque microbe engendrait, pour ainsi dire, son poison, mourait par le fait seul de ses produits de désassimilation ou de sécrétion, et l'on a cité comme preuve les bactéries de la putréfaction qui, entre autres produits, donnent naissance au phénol, c'est-à-dire à un corps éminemment impropre à la continuation des fermentations putrides.

On a prétendu, d'autre part, que si le microbe infectieux mourait, c'est que, à un moment donné, il avait épuisé le sol organique, et ne trouvait plus les éléments nécessaires à sa nutrition, théorie au moins aussi hasardée que la précédente.

A côté de ces hypothèses purement chimiques, viennent se placer les théories basées sur les différents modes de réaction cellulaire ; absorption et digestion des bactéries par les leucocytes ou *phagocytes* de Metschnikoff (1), de Nüssbaum (2) ; ou bien les microbes peuvent être isolés, séquestrés par une colonie de leucocytes qui les enveloppent, les privent d'oxygène, leur enlèvent leurs moyens d'existence (3).

Dans un autre ordre d'idées, on a pu également dire que si les premières générations du microbe infectant agissaient comme agents pathogènes, les générations ultérieures n'avaient plus qu'une activité atténuée, et faisaient fonction de véritable vaccin. La réceptivité organique une fois épuisée, la guérison survenait soit avec récidive possible, soit avec immunité acquise, suivant les cas.

Bien d'autres hypothèses ont encore été émises, entre autres la mort du microbe par le fait seul de la réaction fébrile plus ou moins intense que lui-même provoque.

Chacune de ces théories ingénieuses peut revendiquer à son appui quelques apparences de preuve, aucune n'est pleinement démontrée, aucune surtout n'est actuellement généralisable. Rien ne nous permet d'affirmer que, dans

(1) Metschnikoff, *Biol. Centralb.*, 1883. — *Virch. Arch.*, 97, p. 177 et 502. — *Fortsch. der Med.*, 1884, p. 17.
(2) Nüssbaum, *Soc. de Bonn*, 21 janvier 1884.
(3) Ribbert, *Deut. med. Woch.*, 31 juin 1885.

tous les cas, la mort ou l'élimination des microbes infec-
tants s'opère par un processus identique. La chose est
même peu vraisemblable, étant données les conditions si
variables d'habitat et de nutrition que doit réaliser chaque
espèce pathogène.

Sans donc nous aventurer plus loin dans le champ des
hypothèses, contentons-nous pour le moment de cette
notion purement empirique : à un moment donné, et
souvent brusquement, l'agent infectieux meurt, ou s'élimine ou cesse d'agir sur l'organisme ; c'est là ce qui
constitue le fait intime et initial de la crise. Celle-ci n'est
qu'un mode de dénouement de la causalité morbide.

2° Les syndromes critiques.

Séparer la crise proprement dite des actes extérieurs
qui l'accompagnent n'ôte rien à ceux-ci de leur importance
clinique.

Au point de vue de la séméiologie et du pronostic, les
actes critiques conservent toute leur valeur traditionnelle ; nous n'oublierons pas que la défervescence fébrile,
la diaphorèse subite, telle modification du pouls ou de la
quantité et de la qualité des urines, etc., apprennent au
médecin que le danger est passé, lui font toucher du
doigt la terminaison heureuse de l'évolution morbide.
Seuls pour le moment, les actes critiques nous sont acces-
sibles en clinique, nous devons donc toujours les prévoir,
les attendre, les espérer ; quant à les provoquer, c'est une
question que nous aurons plus tard à discuter.

I

Reste à savoir comment et pourquoi apparaissent ces actes critiques, à en discuter la physiologie pathologique. Or c'est là une grosse question, pour laquelle nous n'avons pas encore tous les éléments d'une solution définitive, car elle se lie à l'étude des échanges nutritifs au cours et à la suite des processus fébrigènes. Nous devons cependant en montrer l'état actuel.

Il semble, tout d'abord, presque démontré qu'au point de vue des combustions et mutations fébriles la fièvre intervient moins par l'élévation de température qui la caractérise cliniquement, que par l'action même de l'agent pyrétogène sur l'organisme. Des recherches nombreuses, poursuivies récemment en Allemagne, en font foi.

Les expériences ont surtout porté sur la statique comparée des échanges matériels et gazeux, suivant que l'on donnait la fièvre aux animaux en expérience par des injections septiques, ou qu'on élevait artificiellement leur température au même niveau à l'aide de bains de vapeur ou d'eau chaude.

Les premières recherches faites dans ce sens sur les animaux surchauffés par Bartels (1), Naunyn (2), Schleich (3), Frey et Heiligenthal à Baden-Baden, avaient paru démontrer que l'élévation artificielle de température aug-

---

1) BARTELS, *Greifsw. Med. Beitr.*, 1864, Bd 3, H. 1.

(2) NAUNYN., *Berl. Klin. Wochens.*, 1869, n° 4, et *Arch. f. Anat. und Physiol.*, 1870, p. 159.

(3) SCHLEICH, *Arch. f. exper. Path. und Pharm.*, 1875, t. IV, p. 82.

mentait les produits de combustion, l'urée en particulier. Les travaux plus récents n'ont pas confirmé ces premiers résultats.

Senator (1), A. Koch (2), Simanowsky surtout, ont montré que l'élévation de température, en elle-même, ne pouvait augmenter la production d'urée, que celle-ci pouvait même être notablement diminuée à la suite de bains chauds d'une heure de durée.

Simanowsky (3) résume les résultats de ses expériences dans les deux conclusions suivantes : si au moyen de bains chauds on provoque une élévation de température prolongée pendant plusieurs heures, la quantité des produits non azotés excrétés n'augmente pas ; de plus, la quantité des produits azotés excrétés dans les 24 heures reste normale ou n'augmente que dans une très minime proportion.

Zuntz (4) avait déjà vu, du reste, que si, après avoir placé l'animal en expérience dans un bain chaud et dosé le chiffre de ses échanges gazeux, on lui donnait simultanément une fièvre réelle par injection septique, l'on observait bientôt un accroissement notable des échanges gazeux, dû non à l'hyperthermie, qui préexistait, mais à la nature infectieuse du processus pyrétogène surajouté.

A l'appui de cette dissociation possible de l'élévation thermique et des combustions organiques, d'autres arguments peuvent encore être cités.

Ainsi il n'est pas rare de voir l'urée et les autres pro-

(1) SENATOR, *Arch. fur path. Anat.*, t. XLVIII.
(2) A. KOCH, *Zeit. fur Biol.*, 1883, t. XIX, p. 447.
(3) N. SIMANOWSKY, *Zeit. fur Biol.*, 1885, t. XXI.
(4) M. ZÜNTZ, *Arch. f. Anat. und Phys.*, 1882, p. 115.

duits d'excrétion azotés augmenter dès le début du processus morbide, alors que la fièvre, pour ainsi dire latente, ne se révèle encore par aucune ascension de la température. C'est l'*augmentation préfébrile d'urée* (1), accompagnée ou non d'*excrétion préfébrile* (Senator).

D'autre part, Bauer et Künstle (2) ont noté ce fait intéressant, que les antipyrétiques tels que le sulfate de quinine, l'acide salicylique, les bains froids, abaissaient la température du corps, mais ne faisaient pas subir à la destruction des matières albuminoïdes une diminution parallèle.

On peut donc conclure de tout ce qui précède, ainsi que des recherches concordantes de Winternitz (3), que, dans la fièvre, l'élévation thermique aussi bien que l'augmentation des produits de combustion dépendent d'une seule et même cause, l'agent infectieux : fait de première importance, puisqu'il nous explique comment fièvre et combustions organiques retombent brusquement dès que le microbe pathogène est éliminé, meurt ou cesse d'agir.

II

Pour éliminer les produits multiples de ces combustions à la fois augmentées et dénaturées par le processus fébrile, il faudrait aux organes d'émonction une suractivité pro-

---

(1) F. STRASSMANN, *Ueber die præfebrile Harnstoff Ausscheidung.* Th. de Berlin, 1879.

(2) BAUER et KÜNSTLE, *Deut. Arch. f. Klin. Med.*, t. XXIV, p. 57.

(3) W. WINTERNITZ, *Ueber Heilfieber und Fieberheilung. — (Wiener Mediz Blat.,* 1885, n⁰ˢ 11, 12, 13.)

portionnelle. Or tout conduit à admettre, au contraire, que leur mode de fonctionnement est directement troublé par la fièvre.

La peau reste souvent sèche, ardente, rebelle à toute diaphorèse. L'intestin est paresseux et sécrète peu.

Quant au rein, les expériences de Cohnhein et S. Roy (1), de W. Mendelson (2), nous ont appris que, chez le chien rendu fébricitant, le rein diminuait de volume et de capacité, par le fait d'une vaso-constriction notable, proportionnelle à l'élévation de la température, et due à l'excitation du système nerveux central.

En même temps, l'urine présente des modifications bien connues : concentration par défaut de dilution, couleur rougeâtre et foncée due à la destruction des globules sanguins, sédiments briquetés ; sa composition chimique est modifiée, nous avons vu comment.

Les substances ingérées s'éliminent mal et lentement. Scholze (3) a montré, par exemple, que de l'iodure de potassium, administré en lavement ou par injection sous-cutanée, n'apparaît dans les urines du fébricitant qu'au bout de 35 à 40 minutes et même plus, au lieu du délai normal de 15 à 20 minutes. L'élimination peut même être différée jusqu'après la défervescence, et Oppolzer avait noté, chez des pneumoniques, l'emmagasinement des chlorures ingérés jusqu'au moment de la crise.

Une preuve indirecte de cette rétention des déchets découle aussi de la faible perte de poids de certains malades,

(1) Cohnheim et Roy, *Arch. f. path. Anat. und Physiol.*, t. XCII, p. 424
(2) W. Mendelson, *Ueber die Function der Niere im Fieber. Virchow's Archiv*, 1885, p. 274.
(3) Scholze, Thèse de Berlin, 1879, p. 21.

les typhiques par exemple, pendant toute la période fébrile de la maladie.

Enfin, les dosages chimiques du sang en donnent la démonstration : tantôt les oxydations deviennent si imparfaites qu'il ne se forme presque plus d'urée, et que les matières extractives (1) seules s'accumulent dans le sang ; tantôt c'est l'urée qui est formée et retenue, parfois dans de très fortes proportions comme le montrent les analyses de M. Quinquaud (2).

Ainsi, dans les infections fébriles graves, l'organisme s'achemine vers l'auto-intoxication, et cela pour deux raisons : il élimine mal, et de plus il fabrique en excès des produits de désassimilation, des déchets minéraux comme la potasse, ou pigmentaires comme la matière colorante du sang et des urines, enfin des corps, comme les ptomaïnes ou leucomaïnes (3), que nous ne connaissons guère que par leur toxicité extrême.

Bien qu'insuffisante, la dépuration urinaire n'en persiste pas moins, sans quoi la mort surviendrait à bref délai ; rappelons-nous quel peut être le pouvoir toxique énorme de l'urine au cours même de la fièvre pneumonique.

III

On comprend dès lors qu'à peine l'agent infectieux disparu ou devenu inactif, une double détente va se pro-

(1) CHALVET, *loc. cit.*

(2) In : MEIGE, *Recherches sur les variations de l'urée du sang dans les différentes maladies*, Th. de Paris, 1885.

(3) A. GAUTIER. *Bull. Ac. Méd.*, t. XV, p. 133.

duire : la fièvre tombe, les voies d'émonction s'ouvrent largement.

L'eau, retenue dans l'organisme pendant la période fébrile, s'élimine à la fois et par la peau et par le rein, d'où les syndromes classiques de la diaphorèse et de la polyurie critiques. Nous avons vu quelles quantités énormes de déchets pouvaient ainsi être éliminées en peu de jours.

Tous les émonctoires entrent en suractivité. Les pertes insensibles, dues à la perspiration cutanée et pulmonaire, sont accrues (1). Les échanges gazeux eux-mêmes sont modifiés dans le même sens (2).

Pendant la période fébrile, l'oxygène absorbé servait en grande partie à brûler incomplètement les produits ternaires et quaternaires ; au moment de la crise effectuée, il sert à former de l'acide carbonique, et celui-ci est exhalé en plus grande quantité.

La preuve frappante de ces éliminations surabondantes qui succèdent à la crise, est donnée par la pesée méthodique des malades. On voit le poids de ceux-ci diminuer brusquement dans des proportions tout à fait inattendues. Rappelons ce pneumonique de Lorain, qui n'avait perdu que 1500 grammes pendant sa maladie, et qui dans les 24 heures de la crise perdit 4 kilogr., et 1 kilogr. encore dans les deux jours qui suivirent. Dans la fièvre récurrente, Obermeïer a obtenu des résultats analogues : perte quotidienne de 1 à 2 livres pendant la période fébrile, de 5 à 7 livres après la crise.

(1) F. NEUMANN, *Diss. inaug.*, Dorpat, 1873.
(2) P. REGNARD, *Recherches expérimentales sur les variations pathologiques des combustions respiratoires*, Th. de Paris, 1878, p. 322.

C'est à ce moment que les malades maigrissent presque à vue d'œil, au moins pendant quelques jours; puis, une fois tout cet arriéré des combustions fébriles liquidé, ils cessent de perdre et commencent à regagner; c'est le début d'une nouvelle et dernière phase, la convalescence.

Nous voyons donc qu'en prenant le mot crise dans l'acception de *syndromes critiques*, la définition qu'en a donnée Chalvet (1) reste vraie : « La crise, dit-il, est l'exagération rémittente des fonctions émonctoires ayant pour effet de débarrasser l'organisme de l'excédent des déchets qui s'y accumulent pendant la maladie. » Et ailleurs : « Les crises sont les éliminations successives des déchets. »

Pour l'émonction rénale, la chimie nous a fourni des résultats très concluants; pour l'émonction sudorale, nos données sont encore bien insuffisantes. Il est probable que l'action bienfaisante de la diaphorèse critique tient à la fois à l'élimination de l'eau et des déchets qu'elle entraîne, à la reprise des fonctions respiratoires de la peau, peut-être aussi aux modifications de son rayonnement calorifique.

Mais on ne peut, en tout cas, donner une formule étroite et absolue, une équation chimique des syndromes critiques. Il est possible que chaque espèce d'infection fébrigène modifie à sa façon les combustions et les échanges organiques : il est certain que chaque sujet ne répondra pas d'une façon identique à la même provocation morbide. Nous avons chacun notre mode individuel, notre taux moyen de nutrition physiologique; il doit en être de

____

(1) CHALVET, *loc. cit.*, p. 169.

même à l'état de maladie. Ici comme partout en médecine, l'absolu n'existe guère; tout est relatif, et peut varier dans les limites que permet l'élasticité fonctionnelle de l'organisme.

IV

Tout n'est du reste pas fini avec l'élimination des déchets morbides. Une dernière phase reste à traverser, la phase de réparation. Nous avons vu son début signalé, dès la défervescence, par la crise hématique; l'analyse chimique de l'urine permet d'en suivre le cours.

Chez un convalescent de fièvre typhoïde, par exemple, dont Salkowski (1) a publié l'histoire, on voit qu'après la disparition de la fièvre l'organisme dut s'approprier une quantité assez considérable de l'albumine alimentaire pour reconstituer les tissus azotés usés pendant la fièvre, puisque la quantité d'urée excrétée devint très faible, et diminuée à peu près de moitié. En même temps, l'excrétion de la potasse s'était abaissée dans des proportions considérables, et n'était guère que de $\frac{1}{6}$ de la quantité normale. Les chiffres obtenus, comparés à la teneur en potasse de la nourriture ingérée, attestaient une rétention considérable des sels de potasse d'origine alimentaire.

Salkowski fait remarquer enfin que la rétention des sels de potasse n'a pas marché d'une façon parallèle à celle des substances azotées, mais a précédé cette dernière, et

1) E. SALKOWSKI, *Virchow's Archiv*, t. LXXXVIII, fasc. 2. p. 391.

a été bien moins accusée quand celle-ci a eu lieu. De telle
sorte qu'il faut admettre ou bien que pendant la fièvre les
tissus s'appauvrissent en sels de potasse, ou bien que,
pour que la reconstitution des tissus ait lieu, il est nécessaire qu'elle soit précédée par une accumulation de sels
de potasse.

Nous avons donc maintenant tous les éléments d'une
conception scientifique du *processus critique* envisagé dans
ses différentes phases : phase prémonitoire ou *procrise —
crise* proprement dite — *syndromes critiques* — enfin *phase
épicritique*, ou phase de réparation et de convalescence ;
chacune de ces phases étant du reste variable, et entiè-
rement subordonnée dans son évolution aux conditions
suivantes : nature de l'agent infectieux, gravité et marche
de la maladie produite, mode individuel de réaction
organique.

CHAPITRE V

CONCLUSIONS GÉNÉRALES CLINIQUES ET THÉRAPEUTIQUES

C'est par l'observation clinique et par des notions exactes de physiologie pathologique que nous pouvons distinguer les actes critiques des phénomènes purement symptomatiques ou des complications de la maladie première. C'est faute d'avoir pu faire ces distinctions essentielles que les anciens ont été souvent dupes des apparences, et ont donné aux syndromes critiques une extension qu'ils ne sauraient comporter.

Déjà nous avons vu que la crise par dépôt n'existait pas, que les abcès, furoncles, suppurations de toutes sortes étaient le résultat d'une infection seconde surajoutée, associée à l'infection primitive. C'est là un des cas les plus nets de ces *infections combinées* dont nous commençons à entrevoir le rôle si vaste en pathologie.

Pour désigner les faits de ce genre, les auteurs allemands emploient un terme expressif, dont nous n'avons pas l'équivalent dans notre langue : ce sont, disent-ils, des *nachkrankheiten,* des incidents qui viennent à la suite de la maladie principale et en forment comme l'arrière-garde.

Nous ne qualifierons pas davantage d'actes critiques les déterminations multiples et souvent soudaines d'une maladie générale aiguë; la fluxion encéphalopathique qui éteint subitement les arthropathies du rhumatisme articulaire aigu et enlève en quelques heures le malade, n'est pas une crise; ne l'est pas davantage la méningite aiguë de la pneumonie alcoolique où infectante; ni l'orchite ourlienne, ni tant d'autres exemples du même genre que l'on pourrait citer.

I

Pour faire ainsi la part des actes critiques et des symptômes ou complications, nous ne devons jamais perdre de vue les caractères fondamentaux de la crise : la soudaineté, l'échéance à un moment plus ou moins prévu de l'évolution morbide, l'amélioration rapide de l'état général et local, bientôt suivie d'une guérison définitive ou transitoire.

La crise défavorable des anciens n'est donc plus admissible aujourd'hui.

Il ne faut pas non plus perdre de vue que, en clinique, le travail critique se traduit presque toujours non par un symptôme isolé, mais par un ensemble de syndromes associés. Non seulement, par exemple, la température retombe à la normale ou au-dessous, mais le pouls subit des mutations parallèles, devient calme et même ralenti, parfois avec ces irrégularités si caractéristiques de la convalescence ; en même temps, les modifications sudorales ou urinaires, le retour du sommeil, l'expression transformée de la physionomie, le sentiment de bien-être et de guérison prochaine qu'éprouve le malade, tout concourt à annoncer le retour à la santé.

Toute crise qui ne serait constituée que par l'un de ces divers éléments, qui se bornerait par exemple à la défervescence fébrile, doit être tenue pour suspecte et peut masquer un retour offensif du mal, surtout si elle ne survient pas à son échéance régulière, si elle est anticipée. « Les phénomènes critiques, ne faisant pas crise, amènent les uns une terminaison funeste, les autres une terminaison difficile. Les phénomènes critiques anticipant, si néanmoins il y a crise, annoncent la récidive, sinon une intempérie d'humeurs (1). »

D'autre part, la crise, même légitime, n'est pas toujours parfaite ni bien équilibrée dans ses conséquences cliniques ; elle peut pécher par excès ou par défaut.

Le type le plus commun et en même temps le moins grave des crises excessives nous est fourni par ces températures hypothermiques, si fréquentes pendant les premiers jours qui suivent la défervescence. La régulation thermique semble ne revenir à son point fixe que par une série d'oscillations alternantes, et souvent l'hypothermie postcritique semble proportionnelle à l'hyperthermie qui l'avait précédée. Traube, à qui ce fait d'observation n'avait pas échappé, attribuait cette calorification insuffisante à

____

(1) *Épidémies,* liv. II, Iʳᵉ section, § 6.

C.   8

l'état d'inanition produit par la maladie aiguë, et la comparait aux résultats des expériences classiques de Chossat.

Dans des cas plus graves, ce n'est plus seulement une hypothermie modérée qui se produit, c'est un véritable état d'algidité avec collapsus parfois mortel ; alors se montrent des sueurs froides et visqueuses, bien différentes des sueurs chaudes, congestives de la défervescence légitime ; les traits s'altèrent, le pouls devient précipité et de plus en plus faible, la mort arrive au milieu de ce collapsus algide, expression de l'impuissance réactionnelle de l'organisme. Déjà nous avons noté des faits de ce genre dans la défervescence de la pneumonie, du typhus exanthématique, et surtout de la fièvre relapse ; on pourrait leur comparer, si la spécificité causale ne primait ici les apparences symptomatiques, certains types de fièvres pernicieuses diaphorétiques et algides.

Ces quelques indications nous montrent que la défervescence ne fait pas toujours disparaître tout danger, et que la période de l'*épicrise*, pour employer l'expression ancienne, peut être parfois aussi dramatique que celle de la *procrise*.

Pour ce qui est des crises imparfaites, ébauchées ou avortées, des pseudocrises, déjà bien des fois nous en avons signalé les caractères, nous ne pouvons y revenir. « C'est, dit Traube, la terminaison qu'on appelait autrefois crise incomplète, et que je voudrais réhabiliter. Elle consiste en un abaissement brusque de la température à l'un des jours critiques, la fièvre continuant cependant à un degré modéré pendant un certain temps encore. »

Toutes réserves faites sur l'intervention ici des jours critiques impairs de Traube, le fait est vrai, et l'on en trouvera de nombreux exemples dans les ouvrages de Wunderlich, de Lorain, du professeur Jaccoud, etc.

Quant aux crises provisoires, qui ne semblent juger que pour un temps l'évolution morbide, elles relèvent, nous le savons, d'infections spéciales, où le germe pathogène semble procéder par générations alternantes et successives ; le typhus récurrent, la fièvre paludéenne nous en ont offert les plus beaux types.

Nous voyons donc combien sont variables les formes cliniques que peuvent revêtir les syndromes critiques, quelles indications précieuses leur étude peut fournir au diagnostic et au pronostic. Pour aller au delà de ces indications très générales, il nous faudrait descendre dans le détail des cas particuliers, et sortir ainsi du cadre que nous nous sommes tracé.

II

Toute doctrine médicale, a-t-on pu dire à bon droit, se mesure et se juge par ses conséquences thérapeutiques. Que peut donc nous donner à ce point de vue la doctrine des crises, et qu'a-t-elle déjà donné dans son évolution séculaire ?

Elle nous a donné d'abord la *thérapeutique naturiste*. « Il y a une thérapeutique naturiste, a écrit M. le professeur Bouchard (1), qui ignore la cause productrice de la

(1) *De la méthode en thérapeutique* (introduction à la traduction française des *Nouv. Él. de Mat. méd. et de Thér.* de NOTHNAGEL et ROSSBACH), 1880.

maladie et les conditions de genèse des accidents morbides, mais qui sait que la maladie a une évolution naturelle aboutissant généralement à la guérison. Cette thérapeutique observe sans parti pris la lutte de l'organisme et les manifestations de l'effort spontané qui tend à ramener l'équilibre. Elle constate que, pour les principaux groupes pathologiques, des phénomènes particuliers précèdent l'amendement et annoncent la guérison ; elle s'attache à ces symptômes pronostiques favorables et cherche à imiter, ou à favoriser, ou à provoquer ces crises salutaires, soit qu'elle produise des hémorrhagies, soit qu'elle suscite des sécrétions sudorales ou urinaires, soit qu'elle détermine des évacuations diarrhéiques. Quand elle cherche à amener un de ces mouvements naturels, elle pose l'indication d'une médication, sans se préoccuper outre mesure du médicament qui la réalisera. La thérapeutique naturiste ignore donc la pathogénie; mais elle connaît l'évolution naturelle des maladies curables, et c'est dans cette connaissance qu'elle puise ses inspirations. Si elle ne parvient pas à discerner quel mouvement organique spontané peut être utile, ou si elle ne réussit pas à le réaliser, elle se résout à attendre que la tempête s'apaise, et se borne à empêcher l'organisme de s'affaiblir, soit en lui fournissant les éléments réparateurs, soit en entretenant ou en stimulant son énergie. »

Ainsi toute la doctrine thérapeutique basée sur la notion des crises dans les maladies aiguës peut se résumer ainsi : observation sagace, prudente, respectueuse même, des phénomènes morbides dans leur enchaînement naturel; sentiment intime de la tendance vitale vers la guérison; souci constant de ne pas troubler à contretemps la réalisation de la crise. « Les humeurs qu'il faut évacuer, les évacuer du côté où elles tendent le plus, par les voies convenables... Ne pas mettre en mouvement ce qui se juge et ce qui est complètement jugé, et n'innover ni par des évacuants, ni par d'autres excitations, mais laisser les choses en l'état (1). »

Le premier souci d'une telle thérapeutique est donc le *primum non nocere*. Elle relève de l'observation pure et s'y confine ; mais elle ne cherche pas le mieux et ne tend pas au progrès. Précieuse et préservatrice tant que la médecine n'était qu'une suite discontinue de notions empiriques, doit-elle rester aujourd'hui notre guide, ou sommes-nous en droit de revendiquer et d'oser une inter-vention plus active, de réclamer une participation directe dans « ce travail intime qui précède ou qui prépare, qui accompagne ou qui accomplit la crise (2) ».

Bien des tentatives ont été faites dans cette voie, avec des succès divers.

Le plus grand nombre de ces essais thérapeutiques, dans les maladies aiguës, repose en partie sur une confusion que nous demandons à signaler une dernière fois : on a pris pour la crise elle-même tel ou tel des syndromes qui n'en sont que la conséquence et l'effet. Or, comme nous pouvons souvent provoquer l'apparition de ces syndromes soi-disant critiques, on a cru pouvoir ainsi juger la maladie elle-même, en commander de vive force, pour ainsi dire, le dénouement.

C'est en partant de ces données peu exactes de physio-

----

(1) *Des Humeurs*, traduction Littré, t. V, p. 485.
(2) Bouchard, *loc. cit.*, p. xv.

logie pathologique, que l'on a si souvent, surtout dans ces dernières années, usé et abusé des médicaments anti-pyrétiques ; sous leur influence, il est vrai, la fièvre tombe aussi brusquement parfois que dans la défervescence réelle ; mais ce n'est point là la guérison, ce n'en est que le mirage, et l'évolution morbide n'en est au fond ni modi-fiée ni abrégée.

Et cependant certains antipyrétiques sont souvent une arme précieuse ; c'est alors par un autre procédé qu'ils agissent, nous le verrons plus loin.

De même encore, on peut imiter, et réaliser presque à volonté la sueur profuse de la défervescence fébrile ; avec le jaborandi, la pilocarpine, la chose est facile. Les suda-tions ainsi provoquées amènent même une certaine rémis-sion thermique, de 0°,5 à 1 degré environ d'après les recherches de A. Robin (1). Mais cette diminution de la fièvre n'est durable que si le moment de la défervescence naturelle est proche ; sinon, au bout de 24 à 36 heures, la température remonte à son niveau primitif.

Qu'a-t-on gagné à vouloir ainsi brusquer les choses? Peu ou rien ; peut-être même la fatigue et la perte de forces imposées au malade font-elles plus que compenser le bénéfice apparent réalisé pendant quelques heures.

Il est en revanche une voie d'excrétion qu'il est tou-jours capital de tenir ouverte chez le fébricitant; c'est la diurèse ; l'indication est formelle, elle constitue presque une des bases du régime diététique dans les maladies aiguës. Mais ce n'est point une polyurie critique que l'on cherche ainsi à obtenir, c'est une excrétion continue et

____

(1) *Études physiologiques et thérapeutiques sur le jaborandi*, Paris, 1876.

suffisante des déchets et matières toxiques de tous genres que la maladie et la fièvre accumulent si rapidement dans les plasmas de l'organisme.

Il semble donc que vouloir forcer la crise en visant seulement tel ou tel syndrome critique soit une illusion. On ne triomphe de la nature qu'en lui obéissant, a dit Baglivi; la crise, dans son essence intime et profonde, échappe à la thérapeutique purement physiologique.

C'est ce que Bordeu (1) sentait bien, quand il écrivait ces lignes, si pittoresques et si vraies : « Une hémorrhagie, ou toute autre évacuation critique ou même symptomatique, ménagée par la nature, a des effets bien différents de ceux qu'elle produit lorsqu'elle est due à l'art. Quelques gouttes de sang qui se videront par les narines... quelques crachats, trois ou quatre croûtes sur les lèvres, très peu de sédiment dans les urines; ces évacuations, qui semblent de peu de conséquence, feront beaucoup d'effet et auront un succès fort heureux lorsque la nature les aura préparées, comme elle sait le faire; et des livres de sang répandues, des sceaux de tisane rendus par les urines, des évacuations réitérées par les selles, que l'art s'efforcera de procurer, ne changeront pas la marche d'une maladie; ou si elles font quelque changement, ce sera de la masquer, ou de l'empirer. »

Nous ne devons donc retenir des tentatives si nombreuses, faites dans cette voie, qu'une notion, majeure il est vrai : la nécessité absolue de surveiller le jeu des émonctoires chez le fébricitant, et de lui venir en aide, non par des agressions souvent intempestives, mais par

(1) Bordeu, édit. Richerand, t. I, p. 234.

tout un ensemble de moyens plutôt hygiéniques même que thérapeutiques.

Reste une dernière méthode thérapeutique que le passé n'a pas su tirer de la doctrine des crises, que le présent commence à peine à entrevoir ; ici, ce n'est plus seulement aux actes extérieurs de la maladie, c'est à sa cause même et à son essence que nous voulons nous adresser. Connaître le processus pathogénique des divers états morbides, l'attaquer et l'enrayer dans son cours, tel est le but, encore bien éloigné, que l'on s'efforce de poursuivre.

Or, en matière de maladies aiguës, ce n'est rien moins que la grande question des *médications abortives* qui se trouve ainsi posée. Pouvons-nous arrêter sur place, juguler, suivant l'expression classique, une maladie infectieuse aiguë, ou, ce qui revient au même, pouvons-nous en provoquer la crise définitive, faire anticiper l'effort curateur de l'organisme? Nul problème n'est en médecine plus capital et plus incertain.

A ne consulter que les faits acquis, on serait tenté de répondre par la négative, et de dire que si, par les admirables méthodes basées sur l'emploi des virus atténués ou des vaccins, nous pouvons annihiler les infections à venir, ou même déjà en voie d'incubation, comme pour la rage, en revanche toute évolution infectieuse aiguë une fois réalisée nous échappe et doit suivre son cours.

Et cependant une telle assertion serait à peine juste aujourd'hui ; demain probablement elle serait erronée. L'ère de la thérapeutique pathogénique n'est qu'à ses débuts, elle commence cependant à porter ses fruits.

Pour la pneumonie, par exemple, rappelons les expériences de M. Lépine ; rappelons, dans un autre ordre d'idées, les résultats de la médication par le froid instituée successivement par Vogel, par Liebermeister à Bâle, par Lebert à Breslau, par Jürgensen à Kiel. Les tableaux statistiques publiés par ce dernier auteur montrent que, dans 10 p. 100 des cas ainsi traités la défervescence critique est précoce, se fait dès le quatrième jour.

On ne peut sans doute de faits isolés comme ceux-là, et qui n'ont pu être encore assez largement contrôlés, déduire une formule thérapeutique absolue; ce serait à la fois excessif et dangereux. Mais on a le droit de chercher dans cette voie, et d'espérer que nous serons un jour mieux armés pour combattre les agents pathogènes, ou en neutraliser les effets.

N'est-ce pas de la thérapeutique pathogénique que nous faisons quand nous donnons du sulfate de quinine à un paludéen, et ne savons-nous pas que l'agent médicamenteux s'adresse alors bien moins à l'accès de fièvre qu'à la vitalité même du germe de la malaria, quel que soit ce dernier, ce qui est encore contestable? Cette action directe du sel quinique sur certains microbes nous explique pourquoi l'effet antipyrétique est variable dans les diverses maladies aiguës, pourquoi sur un pneumonique on verra rester presque inactive la même dose de sulfate de quinine qui aurait abaissé de un ou deux degrés la température d'un typhique, ou empêché un paludéen d'avoir son accès.

Certains antipyrétiques ont donc plus et mieux que leur seule action sur la chaleur fébrile; ils abaissent la température parce qu'ils agissent sur le germe infectieux, et, partant, l'on peut dire qu'ils créent une sorte de crise artificielle, mais qui malheureusement n'est que provisoire.

Dans des cas exceptionnels, cependant, cette crise est définitive, le processus morbide est enrayé; nous n'en connaissons pas de plus bel exemple que le fait suivant, observé par M. Bouchard (1). Un enfant de 14 ans était arrivé au 16e jour d'une fièvre typhoïde, avec taches rosées, sudamina, albuminurie, température oscillant le soir autour de 40°. — Le 2 janvier 1882 on lui donne le matin un lavement qui, au lieu de contenir comme il était prescrit 0ᵍʳ,50 d'acide phénique, contenait 60 grammes d'une solution de 4 parties d'acide phénique pour 1 d'alcool.

Presque immédiatement, douleurs abdominales violentes. On évacue le lavement, et on pratique de larges lavages de l'intestin.

Le malade tombe dans un état de collapsus algide, avec 35°7 seulement, pouls irrégulier et très faible, sueurs, urines rares et mélaniques.

Le soir, par une oscillation inverse, le thermomètre s'élève à 41°8, mais dès le lendemain il n'est plus qu'à 38° le matin, et 37° le soir.

Le 4 janvier, surlendemain de l'intoxication, état général excellent, meilleur qu'avant l'accident. La fièvre ne reparaît plus, et le malade entre en convalescence.

L'évolution typhoïdique avait été enrayée net par cette dose massive d'acide phénique, sans qu'on puisse évaluer du reste la quantité exacte du médicament absorbée.

De tels faits ont la valeur d'une démonstration, et nous permettent d'avoir toute confiance dans l'avenir de la thérapeutique pathogénique.

(1) SPRINGER, *Rev. de Méd.*, 1882, p. 778.

Si donc, pour le moment, nous n'avons presque rien à changer aux préceptes thérapeutiques que la tradition a su déduire de l'observation des actes critiques, nous avons le droit d'espérer que la crise elle-même, telle que nous l'avons interprétée dans les maladies infectieuses aiguës, pourra un jour devenir accessible à nos méthodes de traitement.

Ce sera là le couronnement de cette grande doctrine médicale des crises, transmise de siècle en siècle, souvent attaquée, mais toujours vivante; ce sera le triomphe de la tradition rajeunie, dégagée de ses préjugés et de ses erreurs, et enfin devenue science.

INDEX BIBLIOGRAPHIQUE

Une bibliographie générale des crises comprendrait l'ensemble presque entier de la littérature médicale classique.

Nous n'avons voulu rappeler ici que les ouvrages qui, par leur importance ou l'autorité de leurs auteurs, ont mérité de prendre place dans l'histoire de la doctrine des crises.

L'ordre adopté dans cet Index correspond à l'ordre chronologique. Tous les passages cités dans cette thèse ont été collationnés sur les textes originaux.

Les indications bibliographiques empruntées à la littérature contemporaine ont été déjà données au bas des pages.

Hippocrate (400 ans avant J.-C.). V. Édit. Littré. Introduction, tome I, p. 440-464, et à la table générale t. X, art. CRISES.

École d'Alexandrie (300 ans avant J.-C.). HÉROPHILE. — ÉRASISTRATE. — SERAPION. — PHILINUS. — *Évolution progressive de l'empirisme et du méthodisme.*. D'après Daremberg. — *Histoire des sciences médicales.* T. I, p. 171-174.

Asclepiade (100 ans avant J.-C.), cité dans CŒLIUS AURELIANUS. *De morbis acutis et chronicis Joh. Conradus Amman recensuit*, in-4, Amsterdam, 1709. (Lib. I, cap. XIV, § 108.)

Celse (5 ans après J.-C.). *Traité de Médecine*. Trad. Vedrènes, in-8, Paris, 1876. Livre III, chap. IV, p. 146, 149.

Galien (131 ans après J.-C.). Édition de Kuhn. 20 volumes in-8. Leipzig, 1833. Tome IX, *De crisibus*, lib. I, II, III. *De diebus decretoriis*, lib. I, II, III, et T. XX qui contient une table analytique très détaillée.

Les Arabes : Rhazes (880 ap. J.-C.). — Avicenne (972 ap. J.-C.). — Haly Abbas (980). — Averroes (1193).

Fracastor (1483). — *Hieronymi Fracastorii Veronensis Opera omnia*, in-4°, Venetiis, 1555. (V. *De Causis criticorum dierum*, pages 66 à 77.)

Paracelse (1493). — *Opera omnia medico-chimico-chirurgica tribus voluminibus comprehensa*. 3 vol. in-fol., Genève, 1658.

Van Helmont (1577). — *Ortus Medicinæ*. 4° éd. in-fol. Lyon, 1655. *Caput de tempore*, n°ˢ 52 à 56. *Caput de febribus*, n° 17.

Du Laurens, sieur de Ferrières (Les Œuvres de) — Traduites en français par M. Théoph. Gelée, in-fol. Paris, 1613. Discours des crises.

Campy. — Les Œuvres de David de Planis Campy, conseiller et chirurgien du Roy, in-fol. Paris, 1640, p. 139. *Bref discours des crises* où *il est montré comment l'on s'abuse au jugement d'icelles, ne cognoissant le mouvement des astres*.

Lazare Rivière (1629). — *Opera medica Universa*, in-fol. Lyon, 1663. In *institutionum medicarum liber secundus pathologiæ sectio secunda. De mutationibus morborum et præcipue de crisibus*.

Chirac (1650). — *Traité des fièvres malignes*. 2 vol. in-12, Paris, 1750.

Hoffmann (1660). — *La Médecine raisonnée*. (Trad. par J.-J. Bruhier, 9 vol. in-12°, Paris, 1743.) *Des crises et jours critiques établis sur une doctrine raisonnée*. T. VII, chap. xv.

Stahl (1660). — *Vraie Théorie médicale*, in Œuvres *médico-philosophiques et pratiques*. Trad. Blondin, in-8. Paris, 1864, t. III. — Et : *Des fièvres en général*. Section iv de la Pathologie spéciale. T. IV, p. 443 et sqq.

Baglivi (1668). — *Opera omnia*. Édit. Pinel, 2 vol. in-8°. Paris, 1788. *De Praxi medica*, lib. I, cap. ix.

Boerhaave (1668). *Institutions de médecine*, traduites par M. de la Mettrie, 2 vol. in-12. Paris, 1740. T. II, § 931-937.

Quesnay (1694). — *Traité des fièvres continues*. 2 vol. in-12. Paris, 1753. *Des crises*, in Tome II, 3ᵉ partie, chap. ix, x, xi.

Fizes (1690). — *Tractatus de febribus*. 3ᵉ éd. in-12. Hagæ Comitum, 1753. Trad. franç. in-12. Paris, 1755.

Solano (1685-1738) in **Guillon.** — *Essai sur les prédictions des crises dans les maladies aiguës*, par le moyen du pouls ; extrait en partie des observations du Dʳ Solano. (Rec. de mém. de méd... mil. Paris. 1818. T. V ; p. 90-130.)

De Haen (1704). — *Ratio medendi*. 10 vol. in-12. Paris, 1761. — *De diebus criticis*, t. I, pars prima, caput iv.

Cullen (1712). — *Éléments de médecine pratique*. Trad. Bosquillon, 2 vol. in-8°. Paris, 1785. T. I, p. 106.

Van Swiéten (1700). — *Commentaria in Hermanni Boerhaave aphorismos*, 5 vol. in-4°. Paris, 1755. — *De morbis internis et de febribus in genere*. T. II.

Bordeu (1722). — *Recherches sur les crises*, in Œuvres *complètes*. Éd. Richerand. 2 vol. in-8°. Paris, 1818. T. II, p. 209-252. Contient une étude historique et critique très détaillée.

Aymen (J.-B.). — Dissertation dans laquelle on examine si les jours critiques sont les mêmes en nos climats qu'ils étaient dans ceux où Hippo-

crate les a observés et quels égards on doit y avoir dans la pratique.
Pièce qui a remporté le prix proposé par l'Académie Roy. des Sc. de
Dijon, pour l'année 1751. Paris, 1752.

Lorry (1726). — *Tractatus de morbis cutaeis*, in-4°. Paris, 1777. (Pars I^a,
sectio prima, caput II.) *De mobis acutis quorum crisis sit ad cutim.*

Schaeffter (C.-E.). — *De quibusdam ad coctionis et criseos theoriam spec-
tantibus.* Th. Jenæ, 1800. Combat les opinions de Van Helmont, celles de
Reil. La crise est une terminaison brusque et subite, en bien ou en mal.

Gruetzbach (C.-G.-G.). — *De crisibus.* Th. Lipsiæ, 1801. Avec Reil nie la
matière peccante. — Lésions des solides.

Compagny (C.-L.). — *Dissert. sur les crises.* Th. Strasbourg, 1804.

Lerminier (N.-T.). — *Propositions sur la coction et sur les crises.* Th. Paris, an XIII (1805), n° 423. — (Doctrine hippocratique. — La lyse est
une série de petites crises.)

Desaux (J.). — *Considérations sur la doctrine des crises et des jours critiques.* Th. Paris, 1808, n° 24. (Doctrine hippocratique avec réserves
sur les jours critiques.)

Lavallette (J.-M.). *Quelques considérations sur les signes propres à pré-
sager les crises, spécialement dans les maladies aiguës.* Th. Paris, 1810,
n° 29. (Différencie crise et solution lente.)

Landré-Beauvais. — Crise. (*Dict. des Sc. méd.* Paris, 1813, VII, 370-392.)

Piron (J.-B.-C.). — *Dissert. sur les crises et les jours critiques.* Th. Paris,
1814, n° 38. (Doctrine hippocratico-galénique.)

Chomel. — *Éléments de pathologie générale.* 4e édit. in-8°. Paris, 1856.
De la doctrine des crises, p. 375-391. 1re éd. 1817.

Desgaultière (P.). — *Considérations physiologiques et pathologiques sur
les crises.* (*J. Compl. du Dict. des Sc. méd.*) Paris, 1820, VII, 303, 314
(Mélangé des doctrines naturistes et de celles de Broussais.)

Bergeret (J.-B.). — *Considérations sur les crises.* Th. Paris, 1822, n° 159.
(Doctrine de Broussais.)

Guidon. (J.). — *Aperçu sur la doctrine des crises.* Th. Montpellier, 1822,
n° 73. (Doctrine hippocratique.)

Mouginez. — *Essai sur l'autocratie de la nature, envisagée spécialement
sous le rapport des crises dans les maladies aiguës.* Th. Strasbourg, 1822,
(Les crises sont des évacuations salutaires dues à la nature.)

Comte. — *De la fièvre médicatrice et de la réalité de la doctrine des crises
et des jours critiques.* (*Journ. gén. de Méd. chir. et pharm.*) Paris, 1823,
2. S. XXIV. 145-219.

Andral. — *An antiquorum doctrina de crisibus et diebus criticis admit-
tenda? an in curandis morbis et præsertim acutis observanda?* Th.
Concours, Paris, 1824.

Pagès. — *De la nature des crises.* Acad. méd., 11 juillet 1826. Rapport
de Bousquet.

Fourcault (A.). — *Des crises et de la force médicatrice considérées dans
l'esprit de la nouvelle doctrine médicale.* (*Mém. Soc. méd. d'émulation
de Paris.*) 1826, IX, 411-476. (Doctrine de Broussais.)

Broussais. — *Examen des doctrines médicales.* 4 vol. in-8°. Paris, 1829.

Rochoux (J.-A.). — *Des systèmes en médecine, et principalement de l'hu-*

morisme, *considérés dans leurs rapports avec la nosologie*. (*Journ. hebd. de Méd.*) Paris, 1829, t. II, p. 531.

Roche. — *Art.* CRISE du *Dict. de Méd. et chirurg. pratiques*, 1830.

Boulenger (J.-B.). — *Essai sur la doctrine des crises*. Th. Paris, 1831, n° 63. (Associe les doctrines de Broussais et celles d'Hippocrate.

Simon (F.) — *Essai sur les crises*. Th. Paris, 1831, n° 275. (Les crises sont des modifications des sécrétions, accompagnées d'amélioration. — Principe morbifique cuit et expulsé.)

Delanoy (A.). — *Considérations générales sur les crises*. Th. Paris, 1833, n° 92. (Doctrine de Broussais.)

Fuster. — *Des crises et de leur valeur thérapeutique*. (*Bull. gén. de thérap.*) Paris, 1834. T. VII, p. 249-253.

Shearman. — *On the doctrine of criticals days in fever*. Lond. M. Gaz., 1834, XIII, p. 513. (Partisan de la doctrine hippocratique.)

Gouraud (H.). — *La doctrine des crises est-elle fondée ?* Thèse de concours, 1835.

Coutanceau. — Art. CRISE du *Dict. de médecine en 30 vol.*, 1835. *Compendium de Médecine pratique*. Paris, 1837. T. II.

Raine (J.-F.). — Faire l'histoire des principaux phénomènes critiques qui surviennent pendant le cours des maladies, et la doctrine des jours critiques. Cette doctrine doit-elle être maintenue ? Th. Paris, 1841. (La doctrine ancienne est incomplète, exagérée, mais rationnelle au fond.)

Hardy et Behier. — *Traité élémentaire de pathologie interne*. Paris, 1846. T. I, p. 114.

Bricheteau. — *Mémoire sur les crises et les jours critiques, et sur la nécessité de tenir compte de leur influence sur la marche et la terminaison des maladies*, in *Rev. médico-chirurg*. Paris, 1848. T. IV, p. 259 et 322.

Traube. — *Ueber crisis und critische Tage*. (*Deutsche Klinik*, 1851-1852.)

Monneret. — *Traité de Pathologie générale*. Paris, 1857. T. I, p. 157.

Solier (L.-J.). — *Essai sur les crises et les jours critiques*. Th. Montpellier, 1857, n° 62. (Élève de Jaumes. — La matière peccante est hypothétique. « La crise est une petite maladie surajoutée à la grande) ».

Chauffard (1862). — *Principes de Pathol. général*. Paris, 1862, p. 484.

Auguiot (J.). — *Des crises en médecine*. Th. Montpellier, 1864. (Doctrine hippocratique.)

Hirtz. — Art. CRISE. *Nouveau Dict. de Méd. et de Chirurg. prat.*, 1869.

Jacob (P.-F.-T.). — *Essai sur la doctrine des crises*. Th. Paris, 1871, n° 60. (La crise est définie favorable.)

Gouraud (X.). — *Des crises*. Th. concours, 1872.

Boyer. — *Quelques considérations sur les crises*. Thèse Montpellier, 1878.

Hamelin. — Art. CRISE du *Dict. Encyclop. des Sciences Médicales*, 1879.

Rindfleisch (E.). — *Éléments de Pathologie*, trad. franç. Paris, 1886, p. 106.

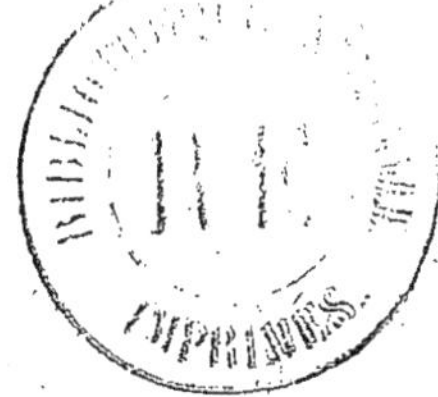

TABLE DES MATIÈRES

C.   9

CHAPITRE IV

CHAPITRE V

Paris. — Typ. G. Chamerot, 19, rue des Saints-Pères. — 19057

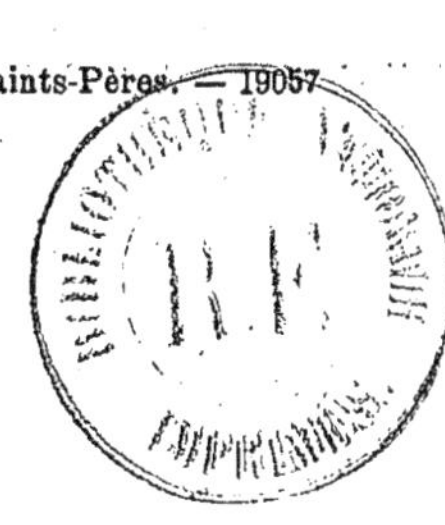

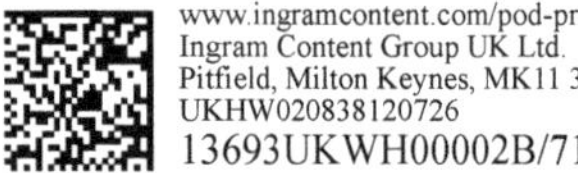
www.ingramcontent.com/pod-product-compliance
Ingram Content Group UK Ltd.
Pitfield, Milton Keynes, MK11 3LW, UK
UKHW020838120726
13693UKWH00002B/712